Bettina S. Edelmann

Danke, das passt

Für einen gesunden Lebensstil.
Jetzt und auf Dauer.

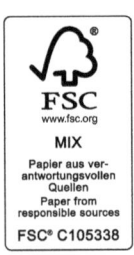

Bibliografische Information der
Deutschen Nationalbibliothek:
Die Deutsche Nationalbibliothek verzeichnet diese Publikation in der Deutschen
Nationalbibliografie, detaillierte bibliografische Daten sind im Internet über
dnb.dnb.de abrufbar.

Herstellung und Verlag:
BoD – Books on Demand, Norderstedt

ISBN: 9-783738-619461

Inhaltsverzeichnis

Vorwort

Dieser Ratgeber folgt seinem eigenen Rat: Er verbessert sich. Für die zweite Auflage sind die Inhalte zu den Nahrungsgruppen, der Nährwerttabelle, den Portionsgrößen sowie Einzelheiten zum Haushaltsbuch in den Anhang gewandert. Der Leser, die Leserin kann sich nun leichter mit den Hauptinhalten befassen und zusätzliche Details bei Gelegenheit nachlesen.

Zum andern ist das, was auf dem Weg der Veränderung stärken soll, nun an den Anfang gestellt: das Wissen um die persönlichen Ressourcen, ebenso Techniken, um zur Ruhe zu kommen oder um die kleinen Erfolge auf dem Weg genauer wahrzunehmen. Warum ist das wichtig? Weil man zwar oft etwas Neues beginnt und das oft aus einer Unzufriedenheit heraus - aber man startet niemals bei Null.

An dieser Stelle danke ich ganz herzlich meinen kritischen Testlesern, zunächst Georg Heilberger: Seine Rückmeldungen haben dazu beigetragen, dieses Buch einfacher handhaben zu können. Auch Claudia Pecher hat mit ihrem genauen Blick als erfahrene Redakteurin und Blattmacherin die Überarbeitung sehr bereichert, danke sehr dafür! Mein großer Dank geht zugleich an Nicole Wunram, die als Sachbuchautorin manchen Ansatz präzise hinterfragt und mich in anderen bestärkt hat. All dies war eine wertvolle Unterstützung … und ein starker Motor für die Umsetzung in der zweiten Auflage. Herzlichen Dank dafür!

Bettina S. Edelmann
September 2021

Einleitung

Dieses Buch soll Ihnen helfen, gute neue Gewohnheiten zu erlernen und schlechte alte zu verabschieden. Es soll helfen, nach Ihrem persönlichen Maß vorzugehen, ohne fruchtlose Vergleiche. Solch ein Weg der Veränderung bietet viele Gelegenheiten, sich zu freuen.

Wie benutzt man dieses Buch? Ich lege Ihnen zunächst Kapitel Eins ans Herz: Hier lernen Sie Wissen und Methoden kennen, um persönliche Ressourcen für den Weg zu bilden. Sie helfen Ihnen, durchzuhalten und nach Tiefschlägen fortzufahren. Für diese vorbereitende Denk- und Testarbeit sollte man sich gut zwei bis vier Wochen Zeit nehmen. Im zweiten Kapitel erkläre ich, wie man grundsätzlich Gewohnheiten ändern kann. Mein Vorschlag für das weitere Vorgehen:

- Befassen Sie sich ein bis zwei Monate mit Ihren Trinkgewohnheiten.
- Nehmen Sie dann Ihre Gewohnheiten im Bereich Essen in Augenschein, dies ebenfalls für ein bis zwei Monate.
- Gehen Sie dann Ihre Gewohnheiten im Bereich Bewegung an.

Bei all dem spielen Finanzen eine erhebliche Rolle. Es hilft, zu wissen, inwieweit Geldmangel ein Problem darstellt und an welcher Stelle man finanziellen Spielraum ausbauen kann. Und es bietet Gelegenheit, sich Geldflüsse bewusst vor Augen zu führen und wieder Herr bzw. Herrin des Verfahrens zu werden. Auch das zählt, um das Wohlbefinden zu verbessern. Zusätzlich kann man sich, wenn man möchte, noch mit den Themen Esskultur, Kleiden und Pflegen auseinander setzen. Hier geht es ausnahmsweise um Idealformen – aber nur kurz, um interessante Aha-Effekte zu gewinnen. Alle kursiv gesetzten Zwischentexte im Buch enthalten tiefergehende Erklärungen. In den Anhang sind weitere Details gepackt, die man bei Gelegenheit nachschlagen kann. Schön, dass Sie starten. Ich wünsche Ihnen viel Erfolg!

Kapitel 1 – Frieden mit sich

Gewohnheiten sind unser Erfolgsrezept; die Versicherung, dass das Nötige ohne lange innere Debatten einfach gemacht wird. Sie geben uns ein Zuhause und Komfort. Selbst dann, wenn sie uns eigentlich nicht gut tun. Auf diesen Komfort verzichten wir, wenn wir eine bestimmte Gewohnheit über Bord werfen wollen. Das logische Ergebnis: Wir stoßen in unserem Innern auf Widerstand.

Darauf muss man sich vorbereiten. Man braucht jenseits vernünftiger Gründe einen Vorrat an guten Ersatzlösungen, auf die man ausweichen kann. Man braucht im Falle eines Scheiterns Barmherzigkeit mit sich selbst, um es nicht als Totalausfall zu werten, sondern lediglich als kurze Unterbrechung.

Und man braucht persönliche Ressourcen. In der Regel steht dieser Begriff für Rohstoffe oder Geld. Hier steht er für das Wissen um persönliche Erfolge und gute Erfahrungen, um auch auf einer Durststrecke durchzuhalten; mit Sorgfalt erstellte Listen, worauf man stolz ist, was man schon als Kind oder junger Mensch geschafft oder sich in Eigenregie erarbeitet hat. Das mögen sportliche Leistungen oder Bildungserfolge sein, aber manchmal ist es auch etwas ganz anderes: seine Haustiere gut versorgen, ein neues Hobby für sich entdecken und sorgfältig ausüben oder ein Ehrenamt verantwortlich ausfüllen.

Mit diesen Ressourcen schützen wir uns davor, uns auf dem Weg jenseits der Komfortzone unnötig mit anderen zu vergleichen. Denn wir können nur von dem Punkt aus starten, an dem wir sind. Hauptsache ist, dass wir starten. Mit dem sicheren Wissen im Gepäck, dass wir ein paar Dinge in der Vergangenheit gut bewältigt haben.

In den späteren Kapiteln werde ich Sie erneut dazu auffordern, Ressourcenlisten zu erstellen und gebe dazu einige Fragen an die Hand.

Zusätzlich gibt es weitere Methoden, sich auf dem Weg zu bestärken, dabei in die Gegenwart zu kommen und sich am Leben zu erfreuen.

Das Glückstagebuch

Im Glückstagebuch notiert man täglich schöne Erlebnisse, ob klein oder groß: Es kann der Regenbogen sein, das Spielen mit dem Haustier, eine gute Zeit mit Freunden oder ein besonderer Film. Manchmal ist es die Freude und der Stolz, dass wir eine gute Leistung vollbracht haben. Oft sind es Erfahrungen, die wir geschenkt bekommen, die uns bereichern und dankbar machen.

Wie genau kann ein Glückstagebuch in Umbruchsituationen zum Helfer werden? Indem wir uns durch das Aufschreiben bewusst machen, dass wir auf den Verlauf unseres Projekts tatsächlich Einfluss nehmen können und bei alledem auch Glück haben. Das passt zur Feststellung von Forschern auf diesem Gebiet: Die besagt, dass Dankbarkeit unser Selbstwertgefühl stärkt, ebenso unsere Willenskraft und Kreativität.

Dazu gehört ein „Oldie" in Buchform: Susan Schenkel hat sich in ihrem Buch „Mut zum Erfolg", ein Ratgeber aus den 80ern, mit den Blockaden von Frauen auf ihrem Berufsweg befasst. Zu ihren Lösungsvorschlägen, die natürlich ebenso Männern helfen, gehört auch, täglich die kleinen Erfolge auf dem Weg zum Ziel festzuhalten. Das kann ein überarbeiteter Lebenslauf sein, die gelungene Vorbereitung auf ein schwieriges Arbeitsgespräch, eine gute Idee oder ein glücklicher Zufall, der den Berufsweg unterstützen hilft.

Wie setzt man das praktisch um? Für ein Glückstagbuch reicht ein einfaches Schulheft im Format DIN A5, in das man jeden Abend fünf Glückspunkte notiert. Das sollte es mindestens sein, mehr geht natürlich immer. Dieses Vorgehen kommt zwar wie Buchhaltung daher, erweist sich aber in seiner sturen Art als wirksam. Es schwächt die abwertenden Gedankengänge ab, die uns möglicherweise schon lange begleiten und zur Gewohnheit geworden sind.

Wie lange sollte man diese täglichen Glückspunkte sammeln? Klar ist: Schon wer einen Monat lang ein Glückstagebuch führt, wird eine Veränderung an sich feststellen, hin zu mehr Lebensfreude, Dankbarkeit und zu mehr Mut, etwas Neues zu versuchen. Also: mindestens einen Monat.

Vertrag mit sich selbst

Ein weiterer Lösungsvorschlag Susan Schenkels bestand in einem Vertrag, den man mit sich selbst aufsetzt. Also eine persönliche Verpflichtung, die man nur mit sich selbst eingeht. Der Titel „Vertrag" ist angemessen, denn hier soll es um ein erreichbares Ziel gehen, nichts, was wir eigentlich für wirklichkeitsfremd erachten. Vertragsgegenstand kann eine schwierige Aufgabe, eine berufliche Herausforderung oder irgendeine Form von anspruchsvollem Ziel sein. Das einzige Merkmal von Gewicht ist: Es ist eine für **Sie** schwierige Angelegenheit. Wie ein richtiger Vertrag enthält er den Titel „Vertrag", die klar beschriebene Aufgabe mit Zieldatum sowie Vertragsort, Datum und Unterschrift. Und wie es einem Vertrag entspricht, muss die Gegenleistung ebenfalls konkret benannt sein. In dieser Version aber ist es eine Belohnung, die Sie sich bei Vertragserfüllung geben – oder versagen, falls Sie die Aufgabe nicht bis zum gesetzten Zieldatum im vollen Umfang erfüllen.

Es ist ein schönes Gefühl, wenn man eine schwierige Aufgabe bewältigt und die Belohnung umsetzt! Sei es in Form eines Erlebnisses oder eines fassbaren Gegenstands; immer, wenn man sich erinnert oder den Gegenstand in Händen hält, lebt dieses Erfolgsgefühl wieder auf. Man hat sich eine neue Ressource geschaffen.

Eine kleine Warnung gehört dazu: Natürlich ist es attraktiver, den Vertrag zu erfüllen, wenn eine äußerst reizvolle Belohnung lockt.

Sinnvoller ist es aber, wenn Sie sich für das für Ihre derzeitigen Verhältnisse passende Maß entscheiden. So, dass die Belohnung für Sie einen Anreiz ebenso wie eine Auszeichnung darstellt, wenn Sie später erneut darauf blicken. Das bedeutet:

- Die Belohnung muss für Sie finanziell vertretbar sein. Wenn Sie sich für ein großes Vorhaben mit einem Wochenende in Paris belohnen wollen, haben aber das entsprechende Geld nicht parat, kaufen Sie sich diesen Anreiz selbst nicht ab. Er wirkt nicht.
- Die Belohnung sollte kein Alltagsgegenstand oder -vorhaben sein, sondern etwas Besonderes. Also keine Body-Lotion, die Sie sich ohnehin kaufen, sondern eine, die Sie sich sonst nicht leisten.
- Wie oben erwähnt, haben gegenständliche Belohnungen den Vorteil, dass man sich jedes Mal, wenn man sie nutzt, an die erfolgreich bewältigte Aufgabe erinnert. Also jedes Mal, wenn man die obige edle Body-Lotion benutzt, die besonderen Ohrringe oder den edlen Stift. Das stärkt die Gewissheit, dass man auch andere Aufgaben anpacken kann, bei denen es bislang an Erfahrung oder Selbstvertrauen gemangelt hat.
- Belohnungen müssen für Sie einen Anreiz bieten und nicht für Ihr Umfeld. Schränken Sie also den Spielraum für Kommentare ein, falls andere an Ihren Belohnungen teilhaben. Ressourcen muss man auch schützen.
- Belohnen Sie sich nicht mit Essen oder Alkohol. Sie untergraben sonst Ihre Bemühungen, gute Ess- und Trinkgewohnheiten zu etablieren. Genau hier, im Belohnungssystem Ihres Gehirns, möchten Sie ja etwas Neues schaffen. Eine Ausnahme ist: Sie belohnen sich nur gelegentlich mit einem Ausflug in ein besonderes Café oder Restaurant.

Ich selbst habe meine Verträge mit bunter Wachsmalkreide auf ein DIN A4-Blatt geschrieben und in Sichtweite zum Schreibtisch aufgehängt. In meinem Home-Office ist das ein Ort, an dem sonst niemand herumspaziert. Alternativ kann man den Vertrag auf der Innenseite einer Schranktür aufhängen oder unter die Schreibunterlage legen. Ist ein Vertrag erfolgreich abgearbeitet, kann man ihn noch eine Weile aufheben oder ins Glückstagebuch einkleben. Das ermutigt sehr, wenn man neue Projekte angeht oder sich zwischendurch bestärken muss.

Wöchentliche Rückschau

Glückstagebuch und Vertrag sind beides Methoden, um sich selbst zu ermutigen. Man macht sich gestärkt auf den Weg ins Unbekannte. Dort ist man vor Versagensmomenten und schlimmen Erfahrungen nicht gefeit. Und man will vermeiden, dass man sich zu wenig oder auf falsche Weise bemüht und alles in einer enttäuschenden Nullnummer endet. Also braucht man neben einer guten Planung auch Methoden, um die eigenen Schritte auf diesem neuen Weg zu hinterfragen. Das kann man etappenweise mit einer überlegten Rückschau. Als Etappe eignet sich sehr gut die jeweils vergangene Woche. Alle Erfahrungen und Gefühle sind noch gut im Gedächtnis.

Nehmen wir an, Sie haben einen Wochenplan mit Arbeitsaufgaben, privaten Verpflichtungen und Freizeitterminen. Dann würde für die Wochenrückschau ein rund halbstündiger Termin am Ende der Woche gut passen. Anders als beim Glückstagebuch darf diese Rückschau ruhig kritisch sein, eine ehrliche Manöverkritik. Dafür sind die folgenden Leitfragen hilfreich:

* Haben Sie Ihre Zeit überwiegend wie geplant aufgewendet? Haben Sie sich manchmal von Nebensächlichkeiten ablenken lassen?
* Haben Sie realistisch geplant … oder zu viel hinein gepackt?
* Waren Sie nicht ganz in Form und haben nur ein Pflichtprogramm absolviert?
* Was ist Ihnen gut gelungen? Was war dafür entscheidend?

- Hatten Sie bei einer Aufgabe ein besonderes Problem? Was war die Ursache und wie haben Sie es gelöst?
- Wenn ein Probleme nicht gut bewältigt ist: Müssen Sie schlimme Folgen befürchten?
- Taucht ein besonderes Problem häufiger auf und verlangt mehr Nachdenken? Was könnte abhelfen? Können Sie das selbst angehen oder müssen Sie sich dazu Unterstützung holen?

All diese Beobachtungen kann man listenartig festhalten, beispielsweise in einem Schulheft im Format DIN A4. Wichtig ist, dass Sie sich und Ihr Vorgehen zwar kritisch hinterfragen, sich dabei aber nicht auseinander montieren. Hier geht es ums Lernen und Vorankommen.

Lohnt sich dieser Aufwand? Ganz bestimmt. Das kann man feststellen, wenn man diese Rückschau ein paar Monate durchzieht und dann alle Notizen in einem Satz durchliest. Es wird sichtbar,
- welche Konflikte und Krisen man durchgestanden und überwunden hat. Dazu gehört die Erkenntnis, dass man manche Probleme schlicht hat, weil man sich ihnen stellt. Es ist also auch ein Zeichen von Mut. Mancher zieht es vor, solche Areale weiträumig zu umfahren.
- was wiederholt gut tut, stärkt und Freude macht.
- wo man leicht Fortschritte erzielt, neue Fähigkeiten entwickelt oder sogar eine Begabung entdeckt.

Die Rückschau auf den Verlauf der vergangenen Woche ist also nicht nur kritisch und genau. Sie ist auch spannend. Dieser Moment des Innehaltens auf dem Weg in unsere persönliche Zukunft ist gut und wertvoll.

Bei wiederholt schwierigen Situationen kann eine weitere Methode helfen:

Die Goleman-Ampel

Leider treffen wir Entscheidungen von großer Tragweite nicht immer vernünftig und mit der nötigen Ruhe. Schlimm ist es, wenn das Panikprogramm übernimmt und uns zu Fluchtreaktionen oder zum Angriff verleitet. Für solche Momente hat der amerikanische Psychologe David Goleman sein Konzept der Goleman-Ampel entwickelt. Ziel dabei ist, bei einer schwierigen Gefühlslage die beste Entscheidung zu treffen, all dies auf Grundlage von Erkenntnissen aus der Hirnforschung.

Goleman hat mit seinem Buch „Emotionale Intelligenz" in den 90er Jahren einen internationalen Bestseller gelandet. Eine zentrale Rolle in seiner Darstellung spielt der Mandelkern, ein Teil unseres limbischen Systems im Gehirn. Es liegt zwischen Hirnstamm und Großhirn. Das limbische System steuert instinktive Verhaltensweisen. Es spielt eine wichtige Rolle, wenn Gefühle oder Triebe wie Nahrungsaufnahme oder sexuelles Interesse zum Ausdruck kommen. Unser Mandelkern wird geprägt von frühen und einschneidenden Erfahrungen. Entsprechend spult er ein Panikprogramm ab mit lediglich zwei Reaktionsmustern: Kampf oder Flucht. Das kann in lebensgefährlichen Situationen von Nutzen sein. In allen anderen Situationen aber nicht. Warum? Weil der Mandelkern nur Gefühle verarbeitet, keine Fakten. Die bleiben somit außen vor. Für die Qualität unserer Entscheidungen ist das natürlich von Nachteil. Die gute Nachricht ist: Wir können immer dazu lernen und unsere emotionale Intelligenz weiter entwickeln. Das gelingt uns, indem wir unsere Emotionen genauer betrachten, sie handhaben und in ein besseres Handeln übersetzen. Zu diesem Zweck hat Goleman sein Konzept der Ampel entwickelt:

Rot:
Stopp! Nicht weiter gehen. Halte inne. Atme durch und beruhige Dich.

Gelb:
1. Beschreibe Dein Problem und welche Gefühle Du dabei hast.
2. Beschreibe, wie eine sehr gute Lösung für dieses Problem aussehen könnte.
3. Überlege Dir, welche Wege möglich sind und was die daraus erwachsenden Folgen sein können. Was würde folgen, falls Du nichts unternimmst?

Grün:
Was kommt der gewünschten Lösung am nächsten? Wähle den besten Weg und setze ihn um.

Wie lässt sich dieses Ampel-Konzept praktisch anwenden? Eigentlich sehr leicht. Man braucht etwas Zeit, Ruhe, ein Blatt Papier im Format DIN A4 und einen Stift. Auf dem querliegenden Papier beschreibt man das Problem und darunter die beste realistische Lösung, die man sich vorstellen kann. Darunter entwickelt man die einzelnen Wege und ihre möglichen Folgen. Interessant wird es, wenn man aus einem Weg Varianten entwickelt, zum Beispiel, indem man einzelne Bestandteile neu kombiniert. Wenn es viele Spalten werden, kann man sie auf der Rückseite des Blattes fortführen. Ganz am Schluss trifft man seine Wahl, vielleicht sogar erst bei einer zweiten Prüfung am Folgetag. Es kann sich lohnen, dieses Blatt eine Weile aufzuheben und später zu überprüfen, wie gut man mit seiner Entscheidung gefahren ist.

Meine Erfahrung ist, dass es allein schon die Gefühlslage ändert, wenn man die beste Lösung aufschreibt. Und noch mehr, wenn man nach den ersten Wegen Varianten und Kombinationen entwickelt. Spätestens jetzt bemerkt man, wie beschränkt in der Not die eigene Sicht auf die Situation war und wie sie sich jetzt weitet. Ein guter Moment! Diese Zeit ist also sehr gut aufgewendet. Man kann sehr viel besser mit seinen Entscheidungen und ihren Folgen leben.

Achtsamkeit und Entspannung

Wer in einer Phase steckt, in der er viel Druck erlebt und sich gehetzt und angegriffen fühlt, braucht zum Ausgleich eine Zeit der Ruhe. Das gelingt mit Entspannungstechniken. Mit ihnen lässt sich verhindern, dass der Druck sich als körperliche Beschwerde verfestigt. Sie fühlen sich anschließend körperlich besser und Sie schaffen sich eine Situation, in der Sie leichter neue Wege für Ihre bedrückende Lage entwickeln können.

Bei vielen dieser Entspannungstechniken sollte man die Durchführung richtig erlernen, zum Beispiel in einem Kurs der Volkshochschule. Einzelne werden von den Krankenkassen bezuschusst oder den Versicherten als Online-Kurs angeboten. Eine Ausnahme bilden Atemübungen: Mit ihnen kann man sofort beginnen.

Hier zunächst ein Überblick:

Methoden, um innere Unruhe zu bewältigen

Zu den Methoden, innere Unruhe zu bewältigen, zählen **Autogenes Training** oder die **Progressive Muskelentspannung nach Jacobson**, auch Tiefenentspannung genannt. Bei letzterer konzentriert man sich nacheinander auf einzelne Muskelpartien, spannt sie erst bewusst an und lässt wieder komplett locker. Beim Autogenen Training stellt man sich einzelne Körperteile in Zuständen vor wie: schwer, warm oder kalt. Man spürt dem nach und genau das führt zur Entspannung. Beide Techniken, das Autogene Training und die Progressive Muskelentspannung nach Jacobson, lockern die Muskeln. Sie beruhigen und tragen zur besseren Körperwahrnehmung bei.

Körperlich herausfordernder wird es bei **Yoga**. Dieses Verfahren wurzelt in der altindischen Philosophie und im Buddhismus. Es enthält einesteils Atem- und Entspannungsübungen, zusätzlich aber auch Dehnungs- und Kräftigungsübungen. Man sollte sich vorab beraten lassen, welche dieser körperlichen Übungen für den eigenen Zustand tauglich sind und welche nicht, zum Beispiel, wenn man sich mit Knie- oder Hüftproblemen plagt.

Meditationstechniken sind inzwischen in vielerlei Formen bekannt. Es gibt sie verbunden mit körperlicher Aktivität wie Tanzmediationen oder einfach als ruhige Betrachtung wie zum Beispiel bei einer Fantasiereise oder Farbmeditation. Meditation kann ebenso ein Versenken in unterschiedlicher religiöser Ausrichtung sein. So bieten beispielsweise viele Kirchengemeinden Meditationstreffen wie „Sitzen in der Stille" an und weiterführend Meditationstexte für das eigenständige Meditieren.

Grundelement der Meditation ist die Atmung. Entspannung tritt dann ein, wenn man ruhig und tief in den Bauch atmet. Voraussetzung dafür ist die richtige Körperhaltung. Nur in ihr kann man die Kontaktpunkte am Sitz und am Boden erspüren.

Diese Körperhaltung kann der bekannte Lotussitz mit verschränkten Beinen sein, ebenso das Hocken auf den Knien, das Gesäß abgestützt durch ein kleines Meditationsbänkchen. Es kann aber auch einfach das aufrechte Sitzen auf einem geraden Stuhl sein, mit den Füßen auf dem Boden. Man richtet die Wirbelsäule auf und blickt konzentriert auf eine Kerze oder einen anderen Gegenstand. Das hilft, gedankliches Abschweifen zu verhindern.

Speziell bei der christlichen Meditation ist das Ziel eine Begegnung mit Gott. Im christlichen Glauben vertraut man darauf, dass er im Gläubigen selbst wohnen will. Mit dem tiefen Ein- und Ausatmen beruhigt sich unser Ich. Sorgen, Ängste, Hoffnungen und Begierden treten in den Hintergrund.

Die Atmung wird zum Odem, der uns gegeben wird und uns mit Gott verbindet. Im Rhythmus dieses Atmens spricht man den Gebetstext, laut oder nur für sich. Er sollte zunächst einfach und kurz sein, so dass man ihn leicht auswendig anwenden kann.

Im Idealfall räumt man dem Meditieren feste Zeiten im Alltag ein, am besten täglich. Es gibt den Rat, so früh am Tag zu meditieren, dass sich diese wohltuende Erfahrung tagsüber noch lange entfalten kann. Andere ziehen es vor, ihren Arbeitsalltag mit einer Meditation abzuschließen. Es hilft ihnen, loszulassen, was unfertig oder nicht gelungen ist. Da viele außer an Erschöpfung und Stress auch an Schlafstörungen leiden, kann besonders eine Meditation am Abend, vor dem Zubettgehen, helfen, die Sorgen für die Nacht abzugeben und Ruhe zu finden. Also sollte man am besten den Zeitpunkt wählen, zu dem man es am nötigsten hat und der sich am leichtesten umsetzen lässt.

Wer geübt ist im Meditieren, den erinnert die tiefe Atmung auch in anderen Situationen an den erlebten Frieden: bei Wartezeiten an der Verkehrsampel, im Bus, vor dem Kaffeeautomaten oder am Herd. Innehalten und tief atmen kann man überall.

Wie verhält es sich mit dem **Achtsamkeitstraining**? Dies beinhaltet meist mehrere der oben genannten Methoden. Achtsamkeitstraining soll helfen, sich selbst und seine Sinne besser wahrzunehmen. Zum Beispiel anhand von Techniken, um ungute Gedanken und Gefühle zunächst auf Abstand zu halten und sie so besser prüfen zu können.

Kapitel 2 – Vorgehen in Phasen

Ich hoffe, Ihnen sind in den Abschnitten zum Thema Ressourcen schon einige Ihrer persönlichen Erfolge und guten Erfahrungen in den Sinn gekommen. Ein guter Anfang.

Wie schnell lässt sich eine neue Gewohnheit dauerhaft verankern? Britische Forscher haben errechnet, dass es in der Regel 66 Tage dauert, bis sie in Fleisch und Blut übergangen ist. Das geschieht im wörtlichen Sinn, indem die Hirnsignale tief ins Innere unserer Hirnwindungen wandern.

Für eine neue Gewohnheit wie mehr Sport oder gesündere Ernährung können Sie Ihren Weg mit begleitenden Fragen näher ausloten:

- Wann in Ihrem Alltag können Sie eine neue Gewohnheit am besten umsetzen?
- Was ist nahe an Ihren bisherigen Vorlieben? Zum Beispiel: Wenn Sie keine Rohkost mögen, dann vielleicht eher warme Salate mit gebackenem Gemüse oder gekochten Linsen? Oder Gemüseeintopf?
- Was genau ist gesund? Dazu mehr in den späteren Kapiteln bzw. im Anhang.
- Wie belohnen Sie sich auf dem Weg? Jedes Mal, wenn wir uns darüber freuen, eine Etappe Richtung Ziel geschafft zu haben, schüttet unser Gehirn Glückshormone aus. Es ist also eine Freude, die wir selbst bewirken und die sogar unseren Hormonhaushalt verändert. Auch wenn die Belohnung „nur" in der Pause mit einem Becher Getreidekaffee und einer zu sich selbst gesprochenen Gratulation besteht, verstärkt sie dieses Glück.

Etwas anspruchsvoller ist es, eine schlechte Gewohnheit abzulegen. Mein Vorschlag ist, hier in Phasen vorzugehen. Diese werden Ihnen in den meisten Kapiteln begegnen:

Phase 1: Vorrat an Möglichkeiten

In Phase 1 testen Sie Neues und bauen sich einen Vorrat an Möglichkeiten auf. Denn mit einer Vielfalt an Möglichkeiten schaffen Sie es leichter, auf Dauer bei einer besseren, gesünderen Wahl zu bleiben. Starten Sie also mit einer Testwoche. Danach haben Sie Alternativen parat, wenn sich die erste Wahl später als unpraktisch erweist oder Sie nach einem Stillstand neu ansetzen müssen.

Phase 2: Verhältnisse ändern

In Phase 2 drängen Sie Ihre kritische Gewohnheit zurück und setzen Ihre in Phase 1 entwickelten Möglichkeiten ein. Je häufiger Sie diese einsetzen, desto besser. Sammeln Sie Glückspunkte, halten Sie Rückschau und belohnen Sie sich.

Phase 3: Freiraum neu gestalten

Was soll eigentlich geschehen, wenn die schlechte Gewohnheit erfolgreich abgelegt ist und Freiraum entsteht? Was würde sich gut anfühlen? Was wäre riskant? Klingt komisch, aber Gewohnheiten, selbst schlechte, geben uns Sicherheit. Wenn wir die Sicherheitszone verlassen, hilft es zu wissen, was für uns zählt, und uns in diesem Freiraum nach eigenen Maßstäben zu bewegen.

Am Ende jeden Kapitels folgen Fragen für eine wöchentliche Rückschau. Das hilft Ihnen, Fortschritte bewusst festzustellen und Ihr Projekt gestärkt zu verfolgen.

Phase 1 konkret: Vorrat an Möglichkeiten

In Phase 1 testen Sie Neues. Sie werden für sich selbst Anregungen schaffen und schon dabei Freude erleben, vielleicht auch für Ihren Partner oder Ihre Familie.

Was kann bei der Suche unterstützen?

- neue Einkaufsareale ausprobieren
- neue Einkaufsangebote in vertrauten Läden prüfen, zum Beispiel: Tees oder zuckerfreie Bonbons im Drogeriemarkt
- eine Beratung in einem Teeladen
- Anregungen aus dem Bekanntenkreis oder einer Social Media-Gruppe auf Fragen wie: Was gibt es an gesunden Snacks?

Schon das Testen kann Freude machen. Das Neue kann wie ein Frühlingstag sein, der uns einen freundlichen Schubs gibt. Im Anschluss an die Testwoche bewertet man, mit welchen Ersatzmöglichkeiten man sich ausrüstet.

Und noch etwas ist wichtig, wenn die Entscheidung gefallen ist: Was erklärt man im persönlichen Umfeld, um unnötige Diskussionen zu vermeiden?

- Lieber in der Gruppe? -

Manch einer will das Neue vorab lieber innerhalb einer Gruppe jenseits der Familie kennen lernen und üben. Auch das macht Sinn: Andere Teilnehmer könnten jene Fragen stellen, die einem nicht auf Anhieb einfallen, aber wichtige Einsichten liefern. Man trifft Bündnispartner auf Zeit an. Oder stößt auf weiterführende Angebote, die zu einem anderen Zeitpunkt nützlich werden. Das sind zum Beispiel hilfreiche Literatur oder die persönliche Beratung durch einen Experten.

Gruppenangebote finden sich in halb- oder eintägigen Kursen an Volkshochschulen, Akademien für die Erwachsenenbildung oder in einem offenen Angebot des Sportvereins. Natürlich ist dies ein Markt mit vielen Anbietern und mehr oder weniger starken kommerziellen Interessen. Darum ist es für Sie hier nötig, sich auf das persönliche Ziel zu konzentrieren, dass da heißt: Ich teste eine neue Gewohnheit und übe sie ein, so dass ich sie gut in meinem Alltag einbauen kann. Das hilft Ihnen, Ihr Projekt selbst zu steuern und den möglichen Nutzen eines Angebots daraufhin abzuklopfen. Wie man zu diesem Zweck sein Ziel näher bestimmt und im Vergleich zu anderen Zielen und Notwendigkeiten einstuft, dazu finden sich im Anhang einige Hinweise.

Phase 2 konkret: Verhältnisse ändern

Mit der Vorbereitung in Phase 1 haben Sie schon ein paar Möglichkeiten für die zukünftige Gewohnheit im Gepäck. Sie stehen nicht vor dem kompletten Verzicht und müssen deshalb weniger gegen die Kräfte des Beharrens ankämpfen. Was sollte man jetzt noch bedenken?

Kritische Auslöser kennen

Wissen Sie um die Auslöser, die zu den schlechten Gewohnheiten geführt haben? An welchem Tag, zu welcher Tageszeit oder in welcher Umgebung oder Situation treten sie auf? Was lässt sich hier anders gestalten? Man kann die Ersatzmöglichkeiten anbringen, die Auslöser für solche Situationen verringern oder eine Situation abwandeln.

Ein typisches Beispiel ist der TV-Abend mit kalorienreichen Snacks:

- Ersatzmöglichkeiten anwenden: Könnte ich mit einem Ersatz wie zum Beispiel ein paar Trockenfeigen und einem Getreidekaffee zufrieden sein?
- Situation abwandeln: Könnte ich mich parallel zum TV-Krimi zum Beispiel eine halbe Stunde auf den Home-Trainer setzen, Bodenübungen durchführen oder Hanteln schwingen? Etwas, das man rund zwei Stunden nach dem Abendessen gut machen kann?

- Häufigkeit verringern: Könnte ich das insgesamt verringern, also nur einen TV-Krimi pro Woche gucken und stattdessen einen Abend im Sportverein trainieren – weit weg vom Gefahrenherd für einen Rückfall? Oder: Musik hören, lesen oder mit Freunden telefonieren?
- Muss ich erst mal Abstand zum Alltag gewinnen, indem ich meditiere, tanze oder einen 15minütigen Spaziergang mache? Das klingt nach wenig, hilft aber sehr.

Phase 3 konkret: Freiraum neu gestalten

Der Freiraum entsteht im Durchschnitt nach 66 Tagen. Solange braucht unser Organismus, bis sich eine neue Gewohnheit gefestigt hat. Das Nervensystem arbeitet daran, dass die noch nicht vertrauten Verknüpfungen verlässlich funktionieren. Bis dahin müssen wir die gewünschte Gewohnheit also wiederholt üben. Um das erfolgreich durchzuführen, muss man ein starkes Ziel vor Augen haben. Nur das verleiht die nötige Motivation und lässt durchhalten.

Was für ein Ziel ist es? Ein Gesundheitsziel, hin zu mehr Beweglichkeit und Kondition? Oder hin zu einem Wunschsport, für den man bis dato nicht fit genug war? Zum Beispiel endlich die Alpen wandernd zu überqueren oder formvollendet Tango tanzen zu können? Das kann enorme Kräfte freisetzen und helfen, die nötige Fitness als Zwischenziel zu erreichen. Oder liegt dieses Ziel jenseits davon, zum Beispiel, dass man eine Sprache oder ein Musikinstrument erlernen will? Hat man eine berufliche Fortbildung oder ein politisches Engagement im Sinn? Wenn wir tatsächlich beim Freiraum angelangt sind, haben wir die Fähigkeit gewonnen, auch die für diese Ziele nötigen neuen Gewohnheiten zu etablieren.

Schwierig wird es, wenn wir mehrere Ziele gleichzeitig verfolgen. Hier kann man sich leicht behindern. In diesem Fall hilft es, alle Ziele zu beschreiben, einander widerstreitende Ziele zu erkennen und sie dann neu anzuordnen. Einen Vorschlag, wie Sie dabei vorgehen können, finden Sie im Anhang.

Fortschritte feststellen

Zwischendrin wollen wir wissen, wie es um die Fortschritte steht. Was wir bewegt haben und wie die Veränderung aussieht. So finden wir Bestätigung und können außerdem den weiteren Weg mit seinem Auf und Ab leichter einschätzen.

- Sie messen Ihre **Körperdaten**; zum Beispiel Ihr Gewicht maximal einmal wöchentlich oder monatlich an einem bestimmten Tag. Das ist einfacher als das tägliche Wiegen, da Sie sich so weniger von Schwankungen irritieren lassen, die nicht auf die Nahrungsaufnahme zurückgehen. Es baut außerdem vor, dass Sie sich zu sehr auf die Kilogrammanzeige fixieren. Denn wenn Sie mehr Muskeln aufbauen, zeigt sich das ebenfalls in mehr Körpergewicht (siehe Kasten). Realistisch ist ein Gewichtsverlust von fünf bis sechs Kilo innerhalb von einem halben bis zu einem Jahr.

- BMI und Körperfettwaage -

Der Body Mass Index (BMI) zeigt das Verhältnis von Größe und Gewicht an. Aber er unterscheidet nicht zwischen Fett und Muskelmasse. Auch auf die Messung von Körperfett mithilfe einer Personenwaage sollte man nicht zu viel Ehrgeiz verwenden, denn hier sind schwer nachvollziehbare Abweichungen möglich. Diese entstehen durch die unterschiedliche Leitfähigkeit unseres Körpers, die das Messverfahren nicht vollständig berücksichtigen kann (das sog. Bioimpedanz-Verfahren). Dieses Vorgehen sowie der Umstand, dass der Stromwiderstand höchstens vom Fuß bis zum Bauchnabel gemessen wird, sorgen für Ungenauigkeiten. Exakte Ergebnisse liefert wohl nur ein Profigerät zum Beispiel beim Sportmediziner, das anhand von Elektroden an Händen und Füßen oder anhand eines Ultraschall-Scanners misst.

- Sie messen Ihre **Leistungsdaten**, zum Beispiel Werte beim sportlichen Training oder bewegungstechnische Fortschritte.
- Sie füllen jede Woche bei der Rückschau eine kleine **Erhebung** aus. Fast alle Kapitel enthalten dafür einen kleinen Fragenkatalog. Auf diese Weise sehen Sie, wie häufig Sie Ihre gewünschte Gewohnheit umgesetzt haben.

Das ist die einfachste Methode, den allmählichen Umschwung bei den Gewohnheiten festzustellen und sich über Fortschritte zu freuen. Innerhalb einer Woche ist man noch in der Lage, sich zu erinnern, was den Erfolg begünstigt hat oder was beim Scheitern die Stolpersteine waren. Die Erhebung hilft Ihnen auch festzustellen, wie sich mit der Zeit Ihr Wohlgefühl ändert. In jedem Kapitel biete ich Ihnen einige Möglichkeiten an.

Kapitel 3 – Trinken

Ende 2015 machte das folgenreiche Experiment eines Unbekannten die Runde im Web. Für den Schritt in die Öffentlichkeit gab er sich den Namen Meatteo. Über Meatteo kam irgendwann, nach Jahren mit einiges an Bier und Gin pro Woche, der Schwung des Wandels: Er stoppte seinen Alkoholkonsum komplett. Nach drei Monaten stellte er zusätzlich seine Ernährung um. Und noch etwas später begann er ein Bewegungstraining. Wie zu erwarten war, veränderte sich auch sein Äußeres vorteilhaft: Er verlor an Gewicht und gewann sichtbar an Kraft. Um andere zu einem ähnlichen Schritt zu ermutigen, postete er Vorher-Nachher-Fotos auf einem Online-Bilderdienst. Aufgenommen hatte er sie beide Male im selben T-Shirt vor dem gleichen Hintergrund, um die Veränderung deutlicher darzustellen. Mit großem öffentlichen Erfolg: Medien griffen seine Story auf und verbreiteten sie weiter. Viele Leser zeigten sich beeindruckt, wie sich der bärtige Pummel zum schlanken Sportler gewandelt hatte und nahmen sich ihn zum Vorbild.

Am Beginn von Meatteos Weg stand also die drastische Änderung seiner Trinkgewohnheiten, insbesondere der Verzicht auf eine große Menge Alkohol. In der Bundesrepublik zählt Alkohol zu den legalen Drogen. Die Deutsche Hauptstelle für Suchtfragen (DHS) nennt Deutschland sogar ein Hochkonsumland. Dieser Status zieht gesundheitliche Folgen in großem Umfang nach sich.[1]

Der Alkoholkonsum beträgt pro Bundesbürger aktuell rund zehn Liter Reinalkohol jährlich. Dieser sehr hohe Alkoholverbrauch hat für den Konsumenten schwerwiegende Erkrankungsrisiken zur Folge. Er kann mehr als 200 Krankheiten verursachen, darunter Krebs- und Herz-Kreislauferkrankungen. Darum warnt die DHS davor, Alkohol regelmäßig als Stresslöser einzusetzen.

---

[1] DHS, Pressemitteilung 14.04.2021 zur Vorstellung des Jahrbuchs Sucht 2021

Es leiden auch weitere unter dieser Last: Angehörige, Kollegen, Verkehrsteilnehmer und ein wenig natürlich auch die Kassenbeitragszahler. Ein geringeres Verbrauchsniveau bedeutet, dass weniger Unfälle passieren, Familienstreitigkeiten sich seltener hochschrauben, Kinder weniger Gewalt erleiden oder Schulden weniger oft außer Kontrolle geraten. Vor diesem Hintergrund gewinnt Meatteos Experiment zusätzliche Bedeutung.

Wie haben es jene erlebt, die ebenfalls für eine gewisse Zeit auf Alkohol verzichtet haben? Im Internet schildern sie ihre Erfahrungen und ihre Freude. Darüber, wie sie morgens mit mehr Energie aus dem Bett kommen und ihren Tag mit überraschender Klarheit erleben. Auch, wie sie ein genaueres Empfinden für ihren körperlichen und seelischen Zustand erlangen.

Mit gemischten Gefühlen bemerken sie dagegen, wie sich mit dem Verzicht auf Alkohol ihr soziales Leben verändert hat. Der Plausch mit Kollegen am Feierabend war irgendwie nicht mehr so unterhaltsam. Auf Feiern landete man, egal, ob Mann oder Frau, eher im Abseits, oft gemeinsam mit ebenfalls verzichtenden Schwangeren. Jene, die das Experiment durchgeführt hatten, stellten fest, dass sie insgesamt öfter zuhause geblieben waren. Sie lasen ein Buch oder hörten Musik. Das ist keineswegs furchtbar, aber trotzdem klingt es so, als ob man im Vorfeld ähnliche im Wortsinn ernüchternde Erfahrungen in Betracht ziehen und einige Überlegungen anstellen sollte:

- Was würde ich in solch einem Moment wirklich vermissen?
- Welche Alternativen wären ansprechend?
- Wie möchte man sein Vorhaben am liebsten begründen, in der Familie, im Freundeskreis, in kollegialen oder geschäftlichen Beziehungen? Ehrlich mit dem Hinweis auf Gesundheit oder einem geringeren Kalorienverbrauch? Denn bei Alkohol hat man sehr gute Chancen, Kalorien einzusparen. Oder doch lieber mit Hilfe einer Notlüge wie Magenverstimmung oder Medikamenteneinnahme?

Was gut ist: Der soziale Druck zum gemeinsamen Alkoholkonsum beim Ausgehen oder Feiern hat abgenommen. Dafür hat nicht zuletzt die 2001 gesenkte Promillegrenze im Straßenverkehr gesorgt. Man kann sich mit mehr Freimut darüber absprechen, wer am Steuer sitzt und demnach auf Alkohol verzichtet.[2]

Wie sieht es beim Verbrauch von nichtalkoholischen Getränken aus? Einen Hinweis geben die Daten des Statistischen Bundesamtes zu den Haushaltsausgaben:

- An der Spitze stehen die Ausgaben für Mineralwasser.
- Danach folgen die Ausgaben für Fruchtsäfte, -nektare und andere Fruchtsaftgetränke.
- Bei den Heißgetränken rangieren die Haushaltskosten für Kaffee an der Spitze.
- Danach folgen die teeähnlichen Erzeugnisse, also Kräuter- oder Früchtetees.[3]
- Die Ausgaben für Tee spielen kaum eine Rolle.[4]

Nun kennen die meisten, die sich mal mit einer Diät befasst haben, den üblichen Hinweis, täglich anderthalb bis zwei Liter zu trinken, „am besten nur Wasser und Kräutertee". Das klingt gesund, aber nicht nach einem starken Anreiz, dies tatsächlich zu versuchen. Also starten wir hier die systematische Suche nach vielen Möglichkeiten, um so neue und bessere Trinkgewohnheiten zu finden.

---

[2] Mit der Initiative „Kenn Dein Limit" bringt die Bundeszentrale für gesundheitliche Aufklärung mehr Wissen über den Umgang mit Alkohol unters Volk. Auf der gleichnamigen Internetseite informiert sie mit aktuellen Fakten und mit Vorschlägen, wie man Trinkangebote in Gesellschaft oder Trinkgelüste ausbremsen kann.
[3] „Teeähnlich" aufgrund der Zubereitungsweise.
[4] Mit „Tee" ist gemäß der Leitlinien nur der „echte Tee" gemeint, der auf Basis des Teestrauchs Camellia sinensis hergestellt wird. Dazu zählen laut Verbraucherschutzzentrale neben dem Schwarzen, Grünen, Gelben oder Weißen Tee auch Pu-Erh- oder Oolong-Tee. Sie unterscheiden sich vor allem durch Grad und Verfahren des Gärungsprozesses, der Fermentation. Kräuter- oder Früchtetees fallen nicht in diese Kategorie, da sie nicht dem besagten Teestrauch entstammen.

Phase 1 - Neues beim Trinken testen

Die Deutsche Gesellschaft für Ernährung empfiehlt in ihren „Zehn Regeln", die auf Basis aktueller wissenschaftlicher Erkenntnisse erstellt worden sind, vor allem Wasser oder andere kalorienfreie Getränke wie ungesüßten Tee zu trinken. Auch Saftschorlen mit drei Teilen Wasser und einem Teil Fruchtsaft sind demnach noch eine gute Wahl.

Weniger gut ist ein Mischungsverhältnis mit mehr Saft bzw. purer Fruchtnektar. Ebenso sind Eistees, Brausen und ähnliches nicht empfehlenswert. Warum? Sie enthalten in der Regel alle zu viel Zucker, außerdem noch ungesunde Farb- oder Aromastoffe. Wie verhält es sich bei Angeboten mit Zuckerersatzstoffen? Es gibt Hinweise, dass diese nicht helfen, langfristig Übergewicht abzubauen. Orientieren wir uns also besser an den Regeln der DGE. Dann erreichen wir eine gesunde Routine. Man kann sich und der Familie trotzdem den gelegentlich gezuckerten Cappuccino oder Kaba lassen und bewusst genießen.

Warum ist eine gesunde Routine bei den Trinkgewohnheiten so wichtig? Dass wir unseren Durst löschen und unseren Flüssigkeitshaushalt konstant in Balance halten, ist ein enorm wichtiger Beitrag für unsere Körperfunktionen und unsere Gesundheit. Konkret ist es entscheidend dafür, wie frisch wir uns fühlen oder ob uns Kopfschmerzen, Konzentrationsprobleme oder sogar Schwindel plagen. Haben sich zuckerhaltige Getränke als Gewohnheit eingeschlichen, gefährden wir uns sogar: Unser Stoffwechsel kann in ein Ungleichgewicht geraten, was vom sogenannten Metabolischen Syndrom[5] bis hin zu Diabetes mellitus Typ 2 reichen kann. Darum ist es gut, sehr bewusst zwischen Durstlöschern und flüssigen Genussmitteln zu unterscheiden.

---

[5] Das Metabolische Syndrom meint einen gestörten Fettstoffwechsel. Hier entstehen Risiken für die arteriellen Gefäße bis hin zur Arterienverkalkung.

Wasser

Der beste und kostengünstigste Durstlöscher ist **Wasser aus der Leitung**. Es verfügt dank der strengen Trinkwasserverordnung in Deutschland über eine hohe Qualität. Man kann sich also eine Karaffe Wasser in Sichtweite bereitstellen, um sich an das gelegentliche Trinken zu gewöhnen und den Bedarf jederzeit stillen zu können. Ob man in Gegenden mit stark kalkhaltigem Wasser eine Filterkanne für die Wasserenthärtung nutzt, ist hierzulande lediglich eine Frage des Geschmacks. Für die Gesundheit ist dies kein Faktor.

Mittlerweile setzen mehr und mehr zuhause Geräte zum Aufsprudeln von Leitungswasser ein. Das verschafft neue Wahlmöglichkeiten und macht uns und der Umwelt das Leben leichter, wenn man Dinge wie Warentransport und Flaschenentsorgung bedenkt.

Eine andere erfrischende Variante hingegen könnte Wasser mit natürlichem Fruchtaroma sein, beispielsweise:

- Erdbeer-Ingwer-Wasser: eine Handvoll frische Erdbeeren, geviertelt, mit einer Scheibe frischem Ingwer und ein paar Blättern frische Minze auf einem Liter Wasser, alles zusammen mindestens zehn Minuten ziehen lassen.
- Heidelbeer-Fenchel-Wasser: eine Handvoll Heidelbeeren mit einem Teelöffel Fenchelsamen, zum Beispiel ganz einfach aus einem Teebeutel, ebenfalls mit einem Liter Leitungswasser ziehen lassen.[6]

Mineralwasser muss aus unterirdischen Quellen stammen und direkt am Quellort abgefüllt werden, um amtlich als solches anerkannt zu werden. Diese Bedingungen wie auch die Grenzwerte für Inhaltsstoffe regelt die Mineral- und Tafelwasserverordnung. Die enthaltenen Mineralstoffe und Spurenelemente sind zwar für die

---

[6] Mit den Suchbegriffen „Wasser aromatisieren" oder „Wasser mit Geschmack" findet man im Internet viele weitere Rezepte.

Körperfunktionen relevant. Dennoch sollte man dies nicht zu stark gewichten. Wir nehmen sie weitaus leichter und eher über unser Essen auf.

Beim oder nach dem Sport oder einem anderen körperlich anstrengenden Einsatz brauchen wir zum Durstlöschen ein **isotonisches Getränk**, also eines mit demselben Verhältnis von Nährstoffen und Flüssigkeit wie das menschliche Blut. Gut wirkt hier kohlensäureversetztes Mineralwasser, mit Fruchtsaft gemischt. Es läuft preislich und qualitativ den handelsüblichen isotonischen Sportgetränken den Rang ab. Diese sind fast nur bei einem extremen sportlichen Einsatz nötig.

Aus asiatischen Heiltraditionen wie Ayurveda oder der Traditionellen Chinesischen Medizin (TCM) kennen wir inzwischen die Empfehlung, **warmes oder heißes Wasser** zu trinken. Es löscht nicht nur den Durst, sondern bereitet auch den Magen-Darm-Trakt sanft auf seine Tagesarbeit vor. So regt es beispielsweise die Darmmuskulatur an, unterstützt das Ausschwemmen der Giftstoffe oder erleichtert, sofern man es vor dem Essen trinkt, die Aufnahme von Nährstoffen. Angereichert mit dem frisch ausgepressten Saft einer halben oder ganzen Zitrone stärkt es zudem die Abwehrkräfte und hilft, einen ungünstigen Säure-Basen-Haushalt auszugleichen.

Bei diesem Vorgehen ist es wichtig, sich den Unterschied zwischen Heiltradition und Therapieoption klar vor Augen zu führen. Unser Wissenschaftssystem verlangt den wissenschaftlichen Nachweis, die sogenannte Evidenz. Nur mit ihr erkennt es eine Therapieform als zulässige Behandlungsmöglichkeit an und macht sie innerhalb des Gesundheitssystems erstattungsfähig. Alles ohne diese Evidenz gilt, vereinfacht ausgedrückt, als Wellness. Die Unterscheidung soll an dieser Stelle dazu beitragen, sich beim Bewerten von Heiltraditionen selbst keine zwanghaften Entscheidungen pro oder contra abzuverlangen.

Folgt man streng der ayurvedischen Heiltradition, kocht man gefiltertes Wasser mindestens fünf bis zehn Minuten lang ab; das Wasser wird dadurch weicher und schmeckt süßer. Will man die Sache rein pragmatisch handhaben, kocht man im Wasserkocher einfach einen Liter ab, füllt ihn in eine dafür reservierte Thermoskanne und trinkt tagsüber davon. In Sichtweite aufgestellt, hilft es, den Bedarf an gesunder Flüssigkeit auf unkomplizierte Weise zu decken.

Eine Variante für kalte Tage könnte ein ayurvedisches Rezept sein, bei welchem ein Liter Wasser mit zwei Scheiben frischem Ingwer für einige Minuten gekocht und dann wahlweise mit Zitronensaft und Honig abgeschmeckt wird. Auf die Schnelle kann auch roter Saft, zum Beispiel Traubensaft, mit zwei Teilen warmes Wasser ein wärmender Durstlöscher sein.

Tee

Kräuter- und Früchtetee verdankt den Namenszusatz „Tee" lediglich der teeähnlichen Zubereitungsart. Die Bestandteile stammen nicht vom Teestrauch, sondern von getrockneten Pflanzenteilen oder Früchten. Sie sind frei von Kalorien und enthalten Vitamine, Mineralstoffe und ätherische Öle, der aus Südamerika stammende Matetee auch ein wenig Koffein.

Es gibt ein breites und günstiges Angebot. Trotzdem lohnt sich ein genauer Blick auf die Inhaltsstoffe, um zu prüfen, ob tatsächlich die abgebildeten Früchte oder Kräuter enthalten sind oder lediglich natürliche oder gar künstliche Aromen. Was man allerdings nicht sieht, ist die Belastung beispielsweise durch Pflanzen- oder Umweltgifte. Ein Bio-Siegel hilft für die Orientierung nur eingeschränkt, wie Tests in Verbraucherschutzmagazinen gezeigt haben. Dieselben Tests zeigen, dass die Teebeutel aus dem Discounter im Allgemeinen eine gute Qualität aufweisen und den Durst nach warmen oder kalten Getränken gut löschen können. Das geht nach meinem Dafürhalten auch in Kombination mit einem kleinen Anteil Fruchtsaft, beispielsweise Roiboos-Tee in Kombination mit Trauben- oder

Orangensaft oder Pfefferminztee mit Grapefruitsaft. Trinken Sie die Mischung so warm oder kalt, wie Sie mögen, probieren Sie es aus. Mit Rezeptvorschlägen auf der Internetseite oder in Newslettern bieten Teehandelshäuser und Teeladenketten ebenfalls interessante Anregungen.

Grüner und **Weißer Tee** stammen wie **Schwarzer Tee** vom Strauch Camellia sinensis und stellen damit einen echten Tee dar. Weißer Tee verdankt seinen Namen dem weißen Flaum auf den Teeknospen. Ihm wird traditionell eine blutdrucksenkende Wirkung zugesprochen. Weißer wie Grüner Tee enthalten Polyphenole, also chemische Verbindungen, die vor freien Radikalen schützen und wie Antioxidantien wirken. Diese hemmen Entzündungen, beugen Krebs vor und stärken das Immunsystem. Ein Polyphenol namens Epigallocatechingallat (EGCG) unterstützt selbst das Abnehmen, indem es die Fettoxidation erhöht und infolgedessen die Fettmasse verringert[7]. Wie bei Kräutertee muss man aber auch hier über Schadstoffbelastung nachdenken. Die professionellen Tester raten dazu, regelmäßig das Produkt zu wechseln, um sich nicht dauerhaft einer Belastung auszusetzen.[8]

Beide Tees wirken sanft anregend und eignen sich gut, um tagsüber den Durst zu löschen. Inzwischen gibt es ein reiches Angebot in Beutelform. Die Zubereitung von Tee in loser Form ist etwas aufwendiger, als man es vom Schwarzen Tee her kennt.[9]

---

[7] Deutscher Tee Verband, Resümee „Übergewicht und Grüner Tee: Sanfte Lösung für ein schweres Problem?" Wissenschaftlicher Informationsdienst, 11/2011
[8] Verbrauchermagazin test, Ausgabe 10/2018
[9] Die Wassertemperatur für den Aufguss muss um die 60 Grad betragen. Dafür muss das gefilterte Wasser nach dem Kochen mindestens 20 Minuten abkühlen. In dieser Zeit kann man die Teekanne mit heißem Wasser vorwärmen. Den ersten kurzen Aufguss kippt man weg. Das eigentliche Getränk entsteht erst mit dem zweiten Aufguss nach einer Ziehzeit von etwas zwei Minuten. Auch ein dritter Aufguss oder weitere sind möglich, sofern man den Teefilter in der Zwischenzeit nicht austrocknen lässt. Unterschiedliche Ziehzeiten hängen im Wesentlichen von der Sorte ab.

Grüner und Schwarzer Tee teilen zudem noch den gemeinsamen Vorzug, dass sie Fluorid enthalten und so vor Karies schützen; allerdings nur, wenn man den Tee ungesüßt trinkt.

Kaffee

Die ursprüngliche wilde Kaffeepflanze stammt wahrscheinlich aus Äthiopien. Nach Europa kam Kaffee, arabisch „Qahwa" für Stärke oder Lebenskraft, im 12. Jahrhundert durch die Kreuzzüge. Der Apotheker und Chemiker Friedlieb Ferdinand Runge entdeckte 1819 als erstes den entscheidenden Wirkstoff in der Kaffeebohne und nannte ihn Coffein. Dieselbe Substanz wurde in Tee, genannt Teein, sowie in der Guarana-Pflanze heraus gelöst, hier Guarin genannt. Korrekt zugeordnet ist Kaffee eine psychoaktive Substanz und als solche weltweit beliebt.

Ist **Kaffee** gut für unseren Organismus oder handelt es sich doch eher um eine problematische Droge? Das stellt unter Wissenschaftlern immer wieder ein Streitthema dar. Studien der letzten Jahre haben viele Ergebnisse aufgezeigt, die für Kaffee als wohltuendes Genussmittel sprechen. Demnach stärkt der Kaffeegenuss die Stimmung, die Verdauung, das Herz-Kreislaufsystem und aufgrund der enthaltenen Antioxidantien auch das Immunsystem. Ebenso schützt er vor Alzheimer und Parkinson und verringert das Risiko von Diabetes mellitus Typ 2. Letzteres gilt selbst dann, wenn man entkoffeinierten Kaffee zu sich nimmt.[10]

Wie viel Kaffee darf es sein? Als allgemeine Faustregel gilt, dass täglich zwei bis vier kleine Tassen noch im Rahmen sind. Wie viel man verträgt, hängt vom Lebensalter ab, vom Gesundheitszustand und von möglichen Wechselwirkungen mit Medikamenten.

---

[10] Ding, M.et al, Diabetes Care 2014 und Jiang, X. et al, EUR J Nutr, 2013; zitiert nach Ärztezeitung, 18.11.2016

Falls man oft Unruhe, Reizbarkeit oder Erschöpfung an sich beobachtet, sollte man seinen Kaffeekonsum überprüfen und testhalber eine Zeit lang verringern. Da Kaffee sehr verbreitet ist, wird diese mögliche Ursache für Beschwerden beim Arztbesuch nicht automatisch abgefragt[11] und bleibt so unberücksichtigt. Eine Möglichkeit zum Testen bieten auch koffeinfreie Getreidekaffees in Drogerien oder im Lebensmittelhandel.

In Punkto Flüssigkeitshaushalt wurde früher oft vor Kaffee aufgrund seiner harntreibenden Wirkung gewarnt. Heute kann man ihn gemäß Ernährungsexperten der Flüssigkeitszufuhr hinzurechnen, noch mehr, wenn man dazu ein Glas Wasser trinkt.

Und wie wirkt Kaffee auf das Körpergewicht? Das hängt von kalorienträchtigen Beigaben wie Milch, Zucker oder Geschmackszusätzen wie Sirup ab. Dazu der Rat:

- **Milch** sollte man nicht als Durstlöscher, sondern als energiereiches Nahrungsmittel betrachten. Den Tagesverbrauch sollte man auf maximal einen Viertelliter beschränken.
- Bei Zucker oder Sirup kann man eine Alltags- und eine gesüßte Sonntagsfassung gestalten. Dann erlaubt man sich noch das Süßen und gewöhnt sich trotzdem das Dauersüßen ab. Die Umstellung kann leichter gelingen.[12]

---

[11] Beiglböck, Wolfgang: Kaffee – Genussmittel oder Suchtmittel? Berlin/Heidelberg, 2016
[12] Hinweis des Bundesinstituts für Risikobewertung zu Kaffeekonsum und Eisenmangel: Wer von Eisenmangelanämie betroffen ist, sollte beachten, dass Koffein die Aufnahme von Eisen bei pflanzlichen Lebensmitteln hemmt. Bei Hämeisen aus tierischen Lebensmitteln wie Fleisch oder Fisch wiederum wird die Aufnahme kaum beeinflusst.
https://www.bfr.bund.de/de/fragen_und_antworten_zu_eisen_in_lebensmitteln-28383.html

Säfte & Co.

Für **Fruchtsäfte**, **Fruchtnektare** und **Fruchtsaftgetränke** wird mit Blick auf die Haushaltsausgaben viel aufgewendet: Sie stehen bei nichtalkoholischen Getränken an zweiter Stelle. Was sollte man über sie wissen? Auf jeden Fall den Zuckergehalt:

Fruchtsäfte enthalten pro Liter um die hundert Gramm Zucker; das entspricht ungefähr vier gehäuften Esslöffeln. Die gehaltvollen **Fruchtnektare** liegen noch mal darüber, da ihnen gemäß Verordnung bis zu 20 Prozent Zucker erlaubt ist.

Die Folge dieses hohen Zuckeranteils für den Verbraucher ist, dass er sich mit einem Fruchtsaft als Erfrischungsgetränk ständig Zucker zuführt und dadurch die Insulinausschüttung anregt. Somit wird ein irritierter Insulinspiegel zum Dauerzustand. Das ist selbst bei Gemüsesäften aus Karotten oder Rote Beete kaum anders, sie enthalten pro Liter meist mehr als 70 Gramm Zucker.

Was könnte man also testen, wenn man mehr und anders trinken möchte?

- ein Saftschorle mit einem Teil Saft und zwei Teilen Wasser
- Mixturen aus Saft und Tee oder Kräutertee
- Schorle mit selbst gemischten Säften

Bei „**Smoothies**", vom englischen „smooth" für samtig und weich, handelt es sich um Mixgetränke aus ganzen Früchten oder Gemüse, also Frucht- oder Gemüseshakes. Sie sind dichter und sämiger als Säfte und es gibt sie in vielfältigen, interessanten Kombinationen wie Apfel-Kiwi-Minze oder Früchte mit Grünkohl und Rucola.

Smoothies sollte man, ähnlich wie Milch, nicht als Getränk, sondern eher als Nahrungsmittel oder flüssigen Imbiss betrachten. Sie eignen sich als gelegentlichen Ersatz, wenn frisches Obst oder Gemüse nicht greifbar sind oder man es dringend aufbrauchen muss. Denn letzteres weist in ganzer Form genossen einen deutlich höheren

Anteil an Ballaststoffen und Vitamin C auf und ist deshalb den Smoothies klar überlegen. Ein weiterer Vorteil zeigt sich, wenn man abnehmen will: Wer frisches Obst und Gemüse selbst zerkaut, bleibt länger satt.

- Smoothies fertig gekauft -

Im Handel gibt es Smoothies meist in 250 Milliliter-Fläschchen, die man gut für den Gebrauch in Schule, Arbeit oder auf Reisen transportieren kann. Im Kühlschrank aufbewahrt, empfehlen die Hersteller in der Regel den Verzehr innerhalb von drei Tagen. Die Qualität kann man mit einem Blick auf die Inhaltsstoffe einschätzen: Wie hoch ist der Anteil an Püree und wie hoch derjenige an Fruchtmark, Saft oder Zusätzen wie Kokosmilch? Je höher der Saftanteil ist, desto eher mangelt es an wertgebenden Inhaltsstoffen wie Vitaminen, Mineralstoffen, sekundären Pflanzenstoffen – also Substanzen, die sich meistens in der Schale oder unmittelbar darunter befinden – sowie an Ballaststoffen[13]. Wenn der Saftanteil mehr als die Hälfte beträgt, kann man eigentlich nicht mehr von einem Smoothie sprechen. Hundert Milliliter enthalten aufgrund des Fruchtzuckers typischerweise um die 50 Kalorien und damit etwas mehr als die handelsüblichen Fruchtsäfte. Auch preislich liegen Smoothies deutlich darüber.

Wie mixt man sich seinen Smoothie selbst? Für den optimalen Geschmack empfehlen Experten einen Mix aus Wasser plus 40 Prozent Gemüse wie Kohl, Salat, Gartenkräuter etc. und 60 Prozent Obst. Für die sämige Konsistenz eignet sich ein Standmixer, der zudem auch faseriges oder stärkehaltiges Obst wie Mango oder Banane gut verarbeiten kann. Er wirkt anders als eine Saftpresse: Diese erzeugt mit ihrer Pressschnecke einen Saft, der reich an Fruchtfleisch ist. Die typischen Entsafter mit Zentrifugen wiederum

---

[13] Deutsche Gesellschaft für Ernährung, Pressemitteilung 2008/08

zerkleinern das Obst erst und trennen dann anhand der Zentrifugal-kraft den Saft vom Fruchtfleisch. Das geht meistens etwas lauter und mit Schaumbildung vor sich.

Phase 2: Verhältnisse bei Trinkgewohnheiten ändern

Vielleicht haben Sie schon ein paar Ansätze zum Thema Trinkge-wohnheit gesammelt. Oder sie haben sich während des Lesens entwickelt. Folgende Fragen sollen helfen, Ihr Ziel und den Weg dorthin genauer zu beschreiben:

- Welche Trinkgewohnheit wollen Sie komplett beenden?
- Welche Getränke wollen Sie testen, um sie als Ersatz zu etablieren?
- Wollen Sie Varianten wie koffeinfreien Kaffee, Getreide-kaffee oder alkoholfreies Bier oder Weinschorle testen?
- Kostet Sie das zusätzlich Geld? Oder könnte es Ihnen welches sparen?
- Bei welchen Gelegenheiten müssten Sie sich möglicher-weise erklären und auf welche Weise wollen Sie das tun?

Wenn Sie sich nach der Testwoche für einen Ersatz entschieden haben, dann legen Sie los. Denken Sie an die Möglichkeit, einen Vertrag mit sich selbst einzugehen, und daran, sich auch mit den Glückspunkten auf die Schulter zu klopfen und zu bestärken. Und gehen Sie ohne zeitlichen Druck vor. Denken Sie an Meatteo, der sich für diese Umstellung drei Monate Zeit genommen hat.

Phase 3: Freiraum neu gestalten

Sammeln Sie für Ihren zu erwartenden Freiraum schon Ideen? Wollen Sie Ihre Kinder zum Vereinssport begleiten oder bei einem „Tag der offenen Tür" neue Hobbies näher prüfen? Vielleicht wollen Sie noch ein bisschen in sich hinein horchen, welche Wünsche Ihnen in den letzten Jahren abhanden gekommen sind, ...

denen Sie aber jetzt mehr Beachtung schenken könnten. Wenn Sie sich sicher genug fühlen, dann greifen Sie das nächste Ziel an.

Fortschritte feststellen

Körpergewicht:
Sie messen immer am gleichen Wochentag vor dem Frühstück Ihr Körpergewicht. Wer sich ungern wiegt und das lieber nur einmal im Monat tun möchte, fährt unter Umständen besser. Denn noch fallen die Fortschritte nicht so groß aus. Wichtiger ist, eine gute neue Gewohnheit zu etablieren.

Fortschritte feststellen

Beantworten Sie bei der Wochenrückschau die folgenden Fragen:

Wie oft haben Sie vergangene Woche Ihr kritisches Getränk getrunken?

... in der Woche (W):	W 1	W 2	W 3	W 4
Mehrmals täglich	☐	☐	☐	☐
Täglich	☐	☐	☐	☐
Mehrmals pro Woche	☐	☐	☐	☐
Einmal pro Woche	☐	☐	☐	☐
Nie	☐	☐	☐	☐

Wie oft haben Sie vergangene Woche ein neues Ersatzgetränk getrunken?

... in der Woche (W):	W 1	W 2	W 3	W 4
Mehrmals täglich	☐	☐	☐	☐
Täglich	☐	☐	☐	☐
Mehrmals pro Woche	☐	☐	☐	☐
Einmal pro Woche	☐	☐	☐	☐
Nie	☐	☐	☐	☐

Wie fühlen Sie sich mit dem neuen Ersatzgetränk?

... in der Woche (W):	W 1	W 2	W 3	W 4
Mittelprächtig, Handhabung klappt noch nicht	☐	☐	☐	☐
Ganz OK, nichts besonderes	☐	☐	☐	☐
Gut, fühle mich frisch	☐	☐	☐	☐
Sehr gut, es schmeckt und ich fühle mich frisch	☐	☐	☐	☐

Was war die Hauptschwierigkeit?

... in der Woche (W):	W 1	W 2	W 3	W 4
Neues unterwegs umzusetzen	☐	☐	☐	☐
Neues am Arbeitsplatz umzusetzen	☐	☐	☐	☐
Neues im Freundeskreis umzusetzen	☐	☐	☐	☐
Neues in der Familie umzusetzen	☐	☐	☐	☐
Neues alleine umzusetzen	☐	☐	☐	☐

Kapitel 4 - Essen

Warum eigentlich sollten wir mehr fetten Fisch, Gemüse und die richtigen Fette wählen? Damit wir uns mit dem versorgen, was wir tatsächlich brauchen. Was das ist, hat die Deutsche Gesellschaft für Ernährung (DGE) anhand ihrer sieben Lebensmittelgruppen aufgeschlüsselt. Im Anhang lege ich diese Empfehlungen für vollwertige und abwechslungsreiche Ernährung dar, damit Sie bei Gelegenheit dort nachschlagen können.

Auf dem Weg dahin können wir mehr und mehr das weglassen, was uns schaden kann wie stark verarbeitete Lebensmittel mit vielen Zusatzstoffen. Das sind zum Beispiel industriell gefertigte Backwaren, Snacks, Desserts oder ein Zuviel an Wurst.

Phase 1: Vorrat an Möglichkeiten

Wenn Sie die nachfolgenden Kategorien von Gerichten betrachten: Welche essen Sie häufiger, welche kaum? Worauf hätten Sie Lust?

Suppen und Eintöpfe

Gemüse und Hülsenfrüchte kann man perfekt als Suppe oder Eintopf verspeisen. Zubereiten sollte man sie in größerem Umfang, denn beim zweiten Erwärmen schmecken sie noch besser. Durch den hohen Wassergehalt werden wir zudem schneller satt. Diese Gerichte eignen sich also gut, um unseren Ernährungsstil leicht umzustellen. Sie passen gut an Tagen, an denen nicht die ganze Runde komplett am Tisch sitzt. Mit der richtigen Ausrüstung[14] kann man Reste gut an den Arbeitsplatz mitnehmen.

---

[14] Zum Beispiel Thermo-Essensbehälter mit Schraubverschluss („Lunch Pot")

Gemüsekuchen: Tarte, Quiche und Fladen

Mit Pilzen, Lauch, Spinat, Zucchini und anderem Gemüse, selbst mit Kohlsorten, lassen sich einfach Gemüsekuchen zubereiten. Ergänzt mit Zusätzen werden sie auch für jene spannend, die sich an das viele Gemüse erst noch gewöhnen müssen. Das können Schinkenwürfel, Streifen von geräuchertem Lachs oder verschiedene Käsesorten sein. Ein Nachteil: Die Zubereitung inklusive Backzeit kann etwas dauern. Dank fertiger Teige aus dem Supermarkt wie etwa Blätter- oder Fladenteig geht es aber auch schneller. Reste kann man einfrieren und oft anderntags aufwärmen. Sehr fetthaltige Sahne oder Creme Fraiche lassen sich gut durch Sauerrahm mit zehnprozentigem Fettanteil ersetzen. Wenn man es nur jede zweite Woche plant, wird es nicht langweilig.

Gemüseaufläufe

Für Gemüseaufläufe mit Kartoffeln, Nudeln oder Getreide braucht man ein gewisses Händchen, damit sie wirklich gut schmecken und bekömmlich sind. Zudem nehmen sie ebenfalls viel Zeit in Anspruch.

Reste an gekochten Nudeln oder Kartoffeln kann man mit Gemüse und Käse nach Wahl gut zum Eierkuchen verarbeiten. So kennt man es bei der italienischen Frittata oder spanischen Tortilla. In der Pfanne mit gestockten Eiern sind sie eine schnelle Variation. Zudem schmecken viele Gemüseaufläufe auch kalt und eignen sich so fürs Essen außer Haus.

Aus dem Wok oder der Pfanne

Für Einsteiger in die Welt der Gemüseesser sind Gerichte aus dem Wok eine perfekte Lösung: Man kann erst mal testen, was man mag, zum Beispiel kleine Stücke Brokkoli, Möhren, Kohlrabi, Gemüse aus dem Glas wie Sojasprossen oder Mungobohnen, dazu gekochte Nudeln oder Reis. Ergänzend passen Stücke von Fleisch, Krabben oder, bei vegetarischen Varianten, Streifen aus Tofu oder Lupinensamenpaste. Ein Gericht aus dem Wok kann auch eine gute Möglichkeit sein, übriges Gemüse zu verwerten. Oft lässt es sich gut erneut erwärmen, falls weitere Esser erst später dazu stoßen.

Salate

Gemüse enthält viel Wasser und Ballaststoffe, was uns leicht den Magen füllt und sättigt. Mit einem Salat können wir also kritische Ernährungsgewohnheiten sehr gut umstellen. Glücklicherweise kann man heute Blattsalatsorten wie Romana auch in kleiner Größe kaufen, so dass ein Salat allein oder zu zweit ebenfalls gut möglich ist. Ergänzt mit anderem Gemüse wie Kirschtomaten, Gurkenstücken, Oliven oder Mais sieht er schön bunt aus. Mit Käsestücken wird er reichhaltiger, mit Pinien-, Sonnenblumen- oder Kürbiskernen noch vielfältiger. Was wiegt: Man sollte gelegentlich neuen Essig oder Öl testen, damit ein Salat wirklich gut schmeckt und bekommt. Mit frisch gepresstem Zitronen- oder Orangensaft im Dressing erreicht man eine besonders gesunde Kombination von Vitamin E und C. Falls Sie ein Stück Brot dazu essen, verzichten Sie besser auf einen extra Aufstrich, sondern tunken Sie es in Ihr gutes Salatdressing. Anders als Butter enthält es die wertvolleren ungesättigten Fettsäuren. Proteinreiche Salate lassen sich auch aus Hülsenfrüchten zubereiten; sie halten im Kühlschrank mehrere Tage.

Rohkost

Wenn man rohes Gemüse zum Finger Food zerkleinert, lässt es sich gut neben oder auf dem Brot essen. Dazu passen Dips wie Kräuterquark, Quark mit Tomaten-Ketchup und Paprika gewürzt oder Varianten von körnigem Hüttenkäse mit Blauschimmelkäse, Kräutern, Gewürzen usw. Man kann auch mit einem Mix aus kleingeschnittenen Rucola-Blättern, Oliven, Sardellen und Thunfisch als neuen Brotaufstrich experimentieren. Wie Salat ist Rohkost für manche bekömmlicher, wenn man im Anschluss noch ein paar Stunden aktiv ist, also eher am Mittag oder am frühen Abend.

Ofengemüse

Auch Ofengemüse ist eine gute Gelegenheit, Gemüsereste zu verwerten. Sellerie, Blumen- oder Rosenkohl sind gebacken als warmer Salat eine neue und interessante Geschmackserfahrung.

Kindheits- und Heimwehfutter

Es gibt die Gerichte aus der Kindheit, die auch im Erwachsenenalter noch schmecken und ein emotionales Bedürfnis stillen: Toast Hawaii. Pfannkuchen mit Apfelmus. Dampfnudeln mit Vanillesoße. Die kann man sich gelegentlich verordnen und sein Repertoire mit neuen, vielleicht auch mit kalorienärmeren Versionen gezielt erweitern. Damit man es nicht vergisst, sollte man aus dieser Kategorie mindestens einmal im Monat wählen.

Sehnsuchtsfutter

Wenn man eine Reise plant, kann man sich im Vorfeld gezielt Gerichte aus dem gewünschten Urlaubsland kochen und dabei den fremden Geschmack und Gewürze erkunden. Und so die Vorfreude erhöhen bzw. den erlebten Genuss verlängern. Dies ist eine sichere und bewundernswerte Methode von Lebenskunst. Auch das sollte man einmal im Monat einfach tun.

Eier

Eier hartgekocht, als Rührei oder Eierkuchen: Hier bleibt man oft bei seinen Standards. Also sollte man gezielt Rezepte mit überbackenen Eiern oder besonderen Omelettes ausprobieren.

Fisch

Fisch lässt sich in den meisten Fällen sehr einfach zubereiten. Damit ist die Empfehlung, ein bis zwei Mal pro Woche Fisch zu essen, gut umsetzbar. Auf die schnelle und kostengünstige Art zum Beispiel als eingelegten Hering zu Kartoffeln in vielerlei Form: aus dem Ofen, geröstet aus der Pfanne oder einfach in Salzwasser gekocht. Tiefkühl-Seelachs funktioniert gut im Vorrat und schmeckt beispielsweise als Fisch-Sugo, bei welchem man die Fischstücke in einem Gemüsesud für einige Minuten mitziehen lässt. Sehr einfach lässt sich Fisch auch im Ofen zubereiten, in Alufolie gewickelt mit Kräutern, Zitrone und etwas Butter.

Fleisch

Wie hält man es mit dem Fleisch? Eine mittlerweile große Gruppe isst Fleisch, aber bewusst selten, in kleineren Portionen und nicht als Verlegenheitslösung. Man nennt sie „Flexitarier", auch „Teilzeit-Vegetarier". Diese Gruppe ist mittlerweile mehr als sieben Mal so groß wie die der Vegetarier.

Fleisch als Hauptrolle wie bei Braten oder Steak verlangt oft eine ausgearbeitete Zubereitung mit Blick auf Gewürze, Saucen und andere Beigaben. Darum bilden diese für Nichtgeübte ein herausforderndes Projekt. Einfacher ist es, wenn Fleisch nur die proteinreiche Ergänzung eines Gerichts bildet. Beispiele sind Putenstreifen zum Gemüse im Wok, Wurststücke im Eintopf oder Fleisch als Geschnetzeltes zu Nudeln.

Wenn man Fleisch häufiger ersetzen will, kann man auch zu anderen Proteinlieferanten greifen wie Fisch, Eierspeisen, Hülsenfrüchte, zum Beispiel in Form eines Bratlings, oder zu Sojaprodukten. Gerade die orientalische Küche bietet bei Hülsenfrüchten eine große Vielfalt.

Reis

Wer lieber gen asiatische Küche experimentiert möchte, sollte Langkornreis wählen, der in gekochter Form körnig ist. Auch als Beilage zu gedünstetem Gemüse, Fisch oder Fleisch ist dieser eine gute

Wahl. Ebenfalls eignet er sich für ein zweifaches Match: In doppelter Menge gekocht, kann der zweite Teil für ein Gericht aus dem Wok an einem anderen Tag herhalten. Für die spanische oder italienische Küche muss es weich kochender Rundkornreis sein, um die typisch cremige Substanz für Paella oder Risotto zu erreichen. Wer Naturreis mag, aber wenig Zeit hat, kann sich gleich eine große Menge kochen und portionsweise einfrieren. So kann man sich auf schnelle Weise eine Suppe oder ein Reisgericht zubereiten.

Nudeln, Pasta und andere Teigwaren

Nudeln und Pasta sind beliebt in unseren Küchen, aus gutem Grund: Sie lassen sich als Pasta mit Sauce schnell und einfach zubereiten und sind so perfekt für den Alltag geeignet. Mehrere Bestandteile von Saucen lassen sich gut im Vorrat halten wie Thunfisch, Sardellen, Oliven oder Tomatenstücke in Dose oder Glas. Wenn die Zeit knapp bemessen ist, kann man die Sauce gleich im doppelten Umfang zubereiten, teilweise einfrieren oder in den Folgetagen mit frischen Pasta erneut verspeisen.

Auch bei Nudelgerichten aus der asiatischen Küche lässt sich gut mit Vorräten improvisieren wie mit getrockneten Pilzen oder Gemüse aus dem Glas oder der Dose. Für besondere Anlässe gibt es edlere Varianten wie frische oder gar selbstgemachte Nudeln mit besonderer Füllung oder Beigaben wie Trüffel oder Lachs.

Nudeln aus Vollkorn halten länger satt und tun uns gut. Doch nicht jeder mag oder verträgt sie. Darum sollte man sie sich nicht zwanghaft verordnen, sondern einfach gelegentlich probieren und gucken, ob ein höherer Anteil im Speiseplan drin ist.

Speisen wie Spätzle, Nocken oder Knödel sind selbstgemacht aufwendig und brauchen Übung. Wenn, dann sollte man diesen Aufwand gleich für eine größere Menge nutzen und Portionen für spätere Gelegenheiten einfrieren.

Pasta, Nudeln und Teigwaren sind gute Begleiter für gedünstetes oder gegartes Gemüse.

Müsli

Müsli ist wie geschaffen dafür, Variationen zu bilden: Man kann leicht mal andere Milchprodukte oder Milchersatzprodukte ausprobieren, ebenso andere Fruchtstücke, frisch oder trocken, gestückelt oder gerieben. Man kann verschiedene Samen, Kokosflocken oder gehackte Nüsse hinzufügen und verschiedene Getreideflocken. Es ist besser, sich sein Müsli selbst nach Lust und Laune zu bauen und dabei ziemlich sicher Geld zu sparen. Andernfalls muss man einen prüfenden Blick auf die Inhaltsstoffe von fertigem Frühstücksgetreide werfen. Dazu mehr im Abschnitt Nährwerttabelle im Anhang.

Wer warmen Getreidebrei mag, kann ihn morgens vor dem Gang in die Dusche ansetzen und bis zum Frühstück quellen lassen. Um den morgendlichen Ablauf noch einfacher zu gestalten, kann man sein Getreide schon am Abend in Milch oder Wasser quellen lassen. Dann kommen morgens nur noch Früchte dazu. Das wäre auch dann eine gute Alternative, wenn man sein Müsli mit an den Arbeitsplatz nimmt und erst dort zum Beispiel als Mittagessen verspeist. Es hält wunderbar satt.

Süßspeisen und Nachtisch

Sollte man Süßspeisen planen, wenn man gesündere Ernährungsgewohnheiten will? Ja, unbedingt. Erst recht, wenn es zu Ihrer Kategorie Kindheitsfutter gehört. Dann ist es leichter, die Regale mit Schokoriegeln und Fertiggebäck hinter sich zu lassen. Mit einem Salat oder einer Suppe im Vorfeld kann es auch zum reichhaltigen Nachtisch werden. Beispiele sind Speisen wie Milchreis mit Kompott, Kaiserschmarrn oder Grießbrei. Man kann Reste von Brot und Brötchen zum süßen „Scheiterhaufen" oder „Armen Ritter" verarbeiten.

Wenn man zugleich einen Vorrat an Obst, Trockenfrüchten und Nüssen anlegt, lässt sich das Bedürfnis nach Naschen ebenfalls beruhigen und wichtige Nahrungsbedürfnisse erfüllen.

Soviel zu den Kategorien unterschiedlicher Speisen. Wissen Sie schon, welche neuen Schwerpunkte Sie setzen wollen? Haben Sie die nötigen Rezepte dafür?

Hier noch einige Möglichkeiten, wo Sie neue Impulse finden können:

- Zeitschriften mit Rezepten passend zur Saison
- Kochbücher; hier kann man in Büchereien testen, welcher Kochbuchautor einem zusagt.
- Diätrezepte, auch als Anregung für neue Gemüsekombinationen, Salat- oder Pastasoßen und vieles mehr
- gemeinsame Kochabende mit Freunden oder Nachbarn, vielleicht sogar regelmäßig
- Angebote an der Salattheke im Supermarkt, am Imbissstand, bei Veranstaltungsbuffets, im Café oder im Restaurant

Falls Sie damit zu einer losen Rezeptsammlung kommen, empfehle ich Ihnen einen Ordner mit Register nach den hier genannten Speisekategorien.

Phase 2: Verhältnisse ändern

Ist Ihnen schon klar geworden, wo Sie ansetzen wollen? Falls nicht, können die folgenden Fragen helfen:

- Welche kritische Essgewohnheit wollen Sie komplett beenden?
- Falls Sie oft zu Fertiggerichten greifen: Welche wollen Sie ersetzen?
- Falls Sie oft zu Süßgebäck und Schokolade greifen: Wollen Sie eine Süßspeise pro Woche auf den Speiseplan setzen?

- Wollen Sie kritische Essgewohnheiten auf einen Tag pro Woche eingrenzen und sie dann voll auskosten? An einem Ausnahmetag?

- Wann und wo müssten Sie sich möglicherweise anderen gegenüber erklären und wie wollen Sie das tun? Zum Beispiel wenn Kollegen ihre Geburtstage grundsätzlich mit Kuchen feiern?

Portionsgrößen

Möglicherweise ist es so, dass man die Menge schon beim Kochen regelmäßig zu hoch ansetzt. Dann hat man sich bereits an zu große Portionen gewöhnt. Vielleicht wollen Sie bei Ihren Zielen auch hier ansetzen? Um die richtige Menge an Essen einzuüben, helfen die Orientierungswerte für den täglichen Bedarf im Anhang.

Speiseplan

Es gibt eine Lösung, um all diese Ratschläge für vielfältiges und gesundes Essen einfach umzusetzen: der Speiseplan mit Einkaufsliste. Diese hilft, den persönlichen Bedarf und Geschmack als wichtigsten Richtwert zu setzen und Ihre neuen Ernährungsziele zu verfolgen.

Aber nicht nur Bedarf und Geschmack zählen, auch Ihre persönliche Situation im Haushalt beispielsweise mit Blick auf die Finanzen soll näher betrachtet sein. Dann lässt sich alles Wichtige realistisch planen.

Empfehlenswert ist ein Speiseplan für eine Woche mit Verweis auf das Rezept. Damit können Sie gut übersehen:

- Wann kocht man für sich allein, wann für zwei Personen oder mehr?

- Wann tröpfeln die Mitglieder des Haushalts wegen verschiedener Verpflichtungen erst nach und nach zum Essen ein?
- Wann serviert man so, dass die Runde das Essen individuell zusammenstellen kann, zum Beispiel: Pfannkuchen mit unterschiedlichen Belägen, die sich jeder selbst nimmt?
- Wann hat man Zeit für ein Experiment oder ein aufwendiges Gericht?
- Wann hat man die Zeit, die nötigen frischen Zutaten für ein Gericht zu kaufen und am selben oder am Folgetag zu verarbeiten? Zum Beispiel Fleisch, Fisch, Kräuter oder besonderes Gemüse?
- Haben Sie sich für einen „Ausnahmetag" entschieden, an dem die weniger gesunden Sachen auf den Tisch kommen sollen?
- Was liegt im Kühlschrank und sollte verbraucht werden?
- Wann kann man vorkochen, komplett oder in Teilen?
- Was bietet die Tiefkühltruhe?
- Wollen Sie Mehrfachportionen kochen, um die Tiefkühltruhe neu zu bestücken?

Wenn Ihnen am Tag der Planung absolut nichts einfällt, gehen Sie nochmals den Abschnitt „Vorrat an Möglichkeiten" weiter oben im Kapitel durch. Und richten Sie eine Wunschliste ein, auf der Sie oder andere in der Familie Wunschgerichte notieren können, die bald auf dem Speiseplan auftauchen sollen.

Falls Sie Ihren Speiseplan in ein Heft oder einen Block eintragen und demnach ältere Pläne leicht auffindbar sind: Blättern Sie bei Ideenmangel einfach mal ein paar Monate zurück und lassen Sie sich inspirieren.

Anhand des Speiseplans für eine Woche erstellen Sie Ihre Einkaufsliste für ein bis zwei Einkäufe pro Woche. Das spart Ihnen Zeit, Sie haben tatsächlich alles Nötige beisammen und für das Unnötige kein

Geld ausgegeben. Wenn man seine Standardläden ansteuert, weiß man, wo man die Produkte findet und kann ihre Qualität mit der Zeit einschätzen. Das verringert hektisches Suchen. Zusätzlich kann man die Notizen auf der Einkaufsliste in derselben Reihenfolge wie in den Ladenregalen aufschreiben. Damit wird nichts mehr vergessen.

Falls man es ganz perfekt machen will, kann man die Einkäufe vorsortiert in die mitgebrachten Taschen packen: gekühlte Ware in die Kühltasche, Obst und Gemüse extra, Sachen für den Vorratsschrank ebenfalls. Der Vorteil daran ist, dass zuhause zum Beispiel die gekühlte Ware gleich versorgt werden kann. Alles andere wandert gleich in die richtige Richtung und wird zum passenden Zeitpunkt aufgeräumt.

Sehr klug ist es, den Einkauf nicht hungrig zu starten und keine ungewollt großen Mengen oder Packungsgrößen zu kaufen. Also auch, der lauten Werbung „Nimm drei, zahl zwei" nicht zu folgen. Das stört bloß Ihre Vorratshaltung und kostet am Ende nur Geld. Bei aller Eile sollte man es sich nicht nehmen lassen, frisches Obst und Gemüse, wenn möglich, zu prüfen, die Beschaffenheit, den Geruch und die Farbe. Wer mit Kindern einkaufen geht, kann sie mittesten lassen, zumindest dann, wenn man an der Kasse steht und ohnehin warten muss. Wenn man die Lebensmittel später gemeinsam zubereitet und verspeist, werden ihnen die Zusammenhänge vertraut. So berichtet es die bekannte Köchin Sarah Wiener, die eine Stiftung für gesundes Kinderessen ins Leben gerufen hat. Nach ihrer Erfahrung steigt mit der Beteiligung von Kindern auch deren Bereitschaft, tatsächlich zu essen, was man gemeinsam auf den Tisch gebracht hat.[15]

Falls „Essen außer Haus" ansteht, kann man hier eine Speisekategorie einplanen, die in der Woche noch fehlt. Mit diesem gezielten Vorgehen lassen sich vor Ort leichter ein paar Fallen umkurven wie: zu sahnig, zu paniert, zu viel Soße, zu große Mengen. Mit Panade

---

[15] „Kinder essen alles, wenn man sie mitkochen lässt" Interview von Susanne Klein und Paul Munzinger, Süddeutsche Zeitung, Thema des Tages, 7.11.2018

zum Beispiel kann sich die Kalorienmenge eines Stücks Fleisch leicht verdoppeln. Im Restaurant oder in der Kantine sind klare Suppen und Salate, am besten mit einem Dressing aus Essig und Öl, immer eine gute Wahl.

Wenn man sich selbst etwas für die Essenspausen mitnehmen muss oder will, kann man das ebenfalls im Speiseplan berücksichtigen. Denn wer einen Imbiss, Apfel und ein Getränk bei sich hat, wird nach einem langen Arbeitstag nicht zum Opfer der Düfte von Bäckereien und Fast Food, während man auf dem Bahnhof auf seinen Zug wartet. Es spart zudem unnötige Ausgaben. Ebenso ist es nützlich, einen kleinen Vorrat an haltbaren Snacks am Arbeitsplatz oder im Auto zu horten wie Trockenfrüchte oder Nüsse.

Fortschritte feststellen

Beantworten Sie bei der Wochenrückschau die folgenden Fragen:

Falls Sie eine kritische Essgewohnheit allmählich abstellen wollen:
Wie oft war sie in der vergangenen Woche noch Teil Ihres Alltags?

... in der Woche (W):	W 1	W 2	W 3	W 4
Mehrmals täglich	□	□	□	□
Täglich	□	□	□	□
Mehrmals pro Woche	□	□	□	□
Einmal pro Woche	□	□	□	□
Gar nicht	□	□	□	□

Falls Sie eine neue Essgewohnheit einrichten wollen:
Wie oft ist Ihnen das in der vergangenen Woche gelungen?

... in der Woche (W):	W 1	W 2	W 3	W 4
Mehrmals täglich	□	□	□	□
Täglich	□	□	□	□
Mehrmals pro Woche	□	□	□	□
Einmal pro Woche	□	□	□	□
Gar nicht	□	□	□	□

Wie ging es Ihnen mit dem Speiseplan?

... in der Woche (W):	W 1	W 2	W 3	W 4
Ich habe keinen erstellt.	□	□	□	□
Ich habe ca. eine Stunde benötigt.	□	□	□	□
OK, ich habe ca. eine halbe Stunde benötigt.	□	□	□	□
Gut, es ging schnell und ich freue mich aufs Kochen.	□	□	□	□

Wie haben Sie sich vergangene Woche gefühlt?

... in der Woche (W):	W 1	W 2	W 3	W 4
Die Umstellung strengt mich noch an.	☐	☐	☐	☐
Ganz OK.	☐	☐	☐	☐
Ich fühle mich vitaler.	☐	☐	☐	☐
Ich fühle mich vitaler und es macht Spaß.	☐	☐	☐	☐

Chance Fasten

Seit einigen Jahren erfährt das Thema Fasten neue Aufmerksamkeit. Das beruht auf zahlreichen Forschungsarbeiten[16], die sich unter anderem auf das Reinigungsgeschehen auf Zellebene während des Fastens konzentrieren. So kann beispielsweise, wenn nicht laufend neue Nahrung kommt, die Leber ihre Entgiftungsaufgaben abschließen und ausruhen. Im Zuge des weiteren Fastenprozesses entstehen die sogenannten Ketone, eine organisch-chemische Verbindung. Diese versorgen wiederum Herz und Hirn auf neue Weise. Und eine weitere Verbesserung beginnt: Auch der Entzündungspegel im Körper wird herunter gefahren. Zu guter Letzt nutzt der Körper die Pause, um Eiweißablagerungen aufzuräumen. Dabei unterzieht er die Zellen einem Recycling und verjüngt sie. Die Forscher sind fasziniert von all diesen hochkomplexen Vorgängen bei einer doch einfachen Methode.

Man kennt bewährte Heilfastenformen wie das Buchinger-Heilfasten oder die Fastenkuren nach Franz Xaver Mayr. Doch die oben genannten Effekte kann man auch erzielen, wenn man seinen Kalorienverbrauch für einige Tage auf unter 1.000 Kalorien drückt, weitgehendst zuckerfrei und ohne tierisches Eiweiß. So praktiziert es privat der US-amerikanische Forscher Valter Longo. In seinen Forschungen hat er den Schwerpunkt auf die Wirkung des Fastens während einer Chemotherapie gesetzt.

Eine andere Form wiederum ist das sogenannte Intervallfasten, also ein oder zwei Fasttage pro Woche. Oder, sehr schlicht, der Leber eine Verdauungspause von zwölf bis sechzehn Stunden zu gönnen, beispielsweise, indem man das Frühstück ausfallen lässt und so quasi das Nachtfasten verlängert.

---

[16] Zum Beispiel Hania Luczak: „Fasten – Warum kluger Verzicht die beste Medizin ist", in: GEO-Magazin, 03/2016

Es gibt somit mehrere Vorgehensweisen, die man während einer ruhigen Woche mit überschaubarer Arbeitslast ausprobieren kann; das ärztliche OK vorausgesetzt. Denn Schwangere, Stillende oder alte Menschen sollten nicht fasten, jene mit chronischen Krankheiten nur mit ärztlicher Begleitung. Auf der anderen Seite kann man Fasten auch als Auszeit sehen und Angebote für eine Fastenwoche in einer Gruppe nutzen, beispielsweise in Kombination mit einer Wanderung. Denn viel Bewegung an der frischen Luft ist hilfreich bei der Entgiftung. Wer bereits Ausdauersport oder Krafttraining betreibt, sollte damit während des Fastens in ruhigerer Form fortfahren.

Es ist eine sehr erhebende Erfahrung, zu spüren, wie ungefähr am dritten Tag Unruhe und Hungergefühle weichen. Im Wissen, dass die guten Aufräumarbeiten beginnen, wächst das Vertrauen in diese Vorgänge. Und, nicht zu vergessen, die sonst übliche Darmreinigung zu Beginn ist nicht bei allen Fastenformen zwingender Bestandteil.

Essgewohnheiten ändern

Zwar ist Fasten kein geeigneter Weg, um Gewicht abzubauen. Der erreichte Gewichtsverlust ist meistens bald wieder auf dem üblichen Niveau. Doch es ist ein sehr guter Weg, um einer kritischen Ernährungsgewohnheit den letzten Rest zu geben und den Schwenk zu einer guten neuen zu vollziehen.

Religiöses Fasten

Beim religiösen Fasten steht ein anderes Motiv im Vordergrund: Man widersetzt sich einem sehr starken Instinkt, dem, Hunger und Durst zu stillen. Stattdessen konzentriert man sich auf seine Beziehung zum Schöpfer und lässt das ans Licht kommen, was sonst im seelischen Untergrund rumort. Das kann sehr heilsam sein.

Wie dieses Fasten praktiziert wird, kann unterschiedlich aussehen. Sehr oft verzichtet man auf Essen und Trinken während der Stunden von Sonnenaufgang bis –untergang. Oder man folgt vielfältigen Abstinenzformen, also dem Verzicht auf einzelne Nahrungsmittel wie Fleisch, Milch oder Eier. Leider gab es zwischen den christlichen Glaubensrichtungen den Eifer, sich gegenseitig zu übertrumpfen und somit zu übertreiben.[17] Heute kann jeder leicht für sich selbst entscheiden, wie er dieses Vorhaben umsetzen will. Es ist jedenfalls gut, wenn man die Chance auf Rückzug nutzen und zu vorab festgelegten Zeiten in Ruhe meditieren oder beten kann. Oder einen kleinen Spaziergang macht und dabei mit einer Frage schwanger geht. Fastenbegleiter nennen das „zur Quelle gehen".

---

[17] Fritzsche, Bernardo: Religiöses Fasten. Gesundheit für Leib und Seele. Düsseldorf, 2008

Kapitel 5 - Esskultur

Jahrhundertelang hat ein starrer äußerer Rahmen unsere Esskultur bestimmt: Wer auf dem Land verwurzelt war, richtete sich nach den Bedürfnissen der Landwirtschaft aus. Wer in der Stadt lebte, orientierte sich am gesellschaftlichen Stand. Daneben diktierten strenge Etikette sowie religiöse Vorschriften die Art des Essens. Heute erleben wir weniger Zwang. Dennoch werden wir stark durch anerzogene Essgewohnheiten und Geschmacksausbildung geprägt. Wie etwas duftet und schmeckt, weckt in uns Gefühle von Vertrautheit, Heimweh oder, anders herum, den Drang nach Abgrenzung; alles Gefühle, die unsere Selbstvergewisserung stärken oder bedrohen.

Ein Merkmal unserer heutigen Esskultur scheint zu sein, dass sich die Grenzen zwischen Essen und anderen Tätigkeiten mehr und mehr auflösen. Essen und Trinken läuft oft nebenher, mit Coffee to go, mit Snacks am Schreibtisch, mit eiligem Essen am Imbiss oder im Schnellrestaurant. Gesundheitlich tut uns diese Entwicklung eher nicht gut, weder was die Qualität des Essens noch was die Umstände angeht. Man nimmt kaum noch wahr, was man da isst. „Essensamnesie" hat ein US-amerikanischer Arzt und Ernährungsexperte diesen Vorgang bezeichnet.[18] Auch finanziell kann sie das Haus-haltsbudget mehr belasten als gedacht.

Wie findet man den für die eigenen Bedürfnisse, den eigenen Alltag besten Weg? Hier müssen wir zunächst unsere Bedürfnisse betrachten und auf dieser Basis eine für unseren Haushalt passende Esskultur gestalten.

- Für wen planen Sie das Essen?
- Wie viel brauchen Sie wann, um Energie zu haben und sich wohlzufühlen?

---

[18] Katz, David L.: Schluss mit Ernährungstrends, München, 2016, S. 77

- Für welche Orte müssen oder können Sie es planen und in welcher Weise soll das Essen im besten Fall vonstattengehen?

Essen – für wen?

Leben Sie für sich oder im Verbund mit Partner, Kindern und Elternteil? Wie oft ist es möglich und wünschenswert, dass Sie gemeinsam essen? Selbst wenn die Stimmung nicht die beste ist, belegen Studien, dass gemeinsames Essen gut tut. Das hängt mit einer besseren Auswahl der Nahrungsmittel zusammen und mit einem stabileren sozialen Verhalten.[19] Falls man alleine lebt, sollte man aus seinen Speisen eine eigene Einheit gestalten. Man sollte seine Suppe eben nicht vor dem Bildschirm löffeln, wie es leider bei vielen allein Essenden der Fall ist.[20] Eher: schön den Tisch decken, vielleicht Musik dazu hören. Eine Kerze anzünden. Gelegentlich mit Blumen auf dem Tisch. Und man sollte versuchen, ab und zu mit einem Freund oder Freundin in ähnlicher Situation gemeinsam zu kochen und zu essen.

Essen – in welchem Rhythmus?

Wann am Tag brauchen Sie und Ihre Gemeinschaft gehaltvolle Nahrung, um sich für ihre Aufgaben zu wappnen? Um sich mit vielen anderen Menschen in öffentliche Verkehrsmittel oder auf die Straße, in Kindergärten, Schulen, Betriebe zu begeben? Wann kämpfen Sie am meisten mit Stress? Mit diersen Fragen klären Sie für sich, inwieweit Sie ein gehaltvolles Frühstück benötigen. Dafür steht man besser mindestens zwanzig Minuten früher auf, um es noch zuhause einnehmen zu können. Tee oder Kaffee könnte man mithilfe von Thermo-Trinkbechern noch für unterwegs mitnehmen. Man sollte

---

[19] Jama, zitiert nach Werner Bartens: „Magische Mahlzeiten" in „Süddeutsche Zeitung", 22.11.2018
[20] TK-Studie zur Ernährung 2017: „Iss was, Deutschland", S. 41 ff.

sich aber nicht zwingen, viel zu frühstücken. Denn die alte Ernährungsempfehlung, dass dies Übergewicht vorbeuge, kann die Forschung heute nicht bestätigen.[21] Entscheidender ist, dass man weiß, wann man seine Energie braucht und darauf seinen Mahlzeitenrhythmus aufbaut. Diese „innere Uhr" trägt eher dazu bei, Ruhe in das Thema Essen zu bringen.

Wie steht es um den Appetit zur Mittagszeit? Hat man abends früh Hunger, weil man mittags vielleicht einen Lunch bevorzugt und der tagsüber auch ausreicht? Bevorzugt man ohnehin ein warmes Abendessen, um mit der Familie, den Mitbewohnern oder Freunden zusammen zu kommen? Das stellt einen wichtigen sozialen Faktor dar. Man muss ihm zwar nicht jeden Tag entsprechen, aber als Bedürfnis gewichten.

Vielleicht muss man sich erst einige Zeit beobachten, um festzustellen, wann am Tag man unter einem Energietief leidet. Und wo es herrührt: ob es sich um Durst, Hunger, Frust oder ein Ausweichmanöver vor unliebsamen Aufgaben handelt. Wer in einer Gemeinschaft lebt, sollte dazu mit allen den gemeinsamen Austausch suchen, um zu klären, wer wann Hunger verspürt und wann lediglich Gelüste auf bestimmte Nahrungsmittel. Auch das Schulessen von Kindern könnte gelegentlich Thema sein. Aus all diesen Beobachtungen entwickelt man den familiär tauglichsten Mahlzeitenrhythmus.

Essen – an welchem Ort?

Wer zuhause wirkt, verfügt über viel Gestaltungsfreiheit, selbst wenn die finanziellen Mittel begrenzt sein sollten. Die größere Herausforderung besteht eher darin, das gemeinsame Essen für alle zu gestalten. So, dass alle dieses Vorhaben unterstützen und weniger Frust entsteht.

---

[21] Thomas Müller: „Frühstücken hilft nicht beim Abnehmen", in Ärztezeitung, 06.02.2019

Komplizierter ist es, das Essen am Arbeitsplatz außer Haus zu organisieren. Die meisten dieser Werktätigen haben keine Kantine vor Ort oder wollen sie vielleicht gar nicht jeden Tag in Anspruch nehmen. Kann man sich Alternativen schaffen, indem man für die Abteilung einen Kühlschrank anschafft und von zuhause belegte Brote, Obst und Gemüse mitbringt? Oder kann man am Arbeitsort eine Mikrowelle aufstellen? Dann lassen sich am häuslichen Herd mehrere Portionen vorkochen und die Gerichte in geeigneten Behältern aufwärmen.

Auch Müsli kann mittags dank vieler Proteine hervorragend neue Energie geben und lange sättigen. Es lässt sich ebenfalls zuhause ganz oder zumindest teilweise fertig machen. Diese Vorbereitungen zahlen sich für Gesundheit wie Geldbeutel aus. Ein weiterer Vorteil ist, dass man so bei schönem Wetter einfacher und schneller ein Mittagspicknick umsetzen kann, allein oder mit Kollegen.

Schwer in dieser Hinsicht haben es Pendler, die viel Zeit auf der Straße oder in Bahnen und Bussen verbringen müssen. Vielleicht kann man auf der Heimfahrt den ersten Hunger mit einem mitgebrachten Käsebrot stillen oder hat Studentenfutter im Auto gebunkert. Aber als alltägliche Lösung ist das nicht attraktiv. Allenfalls wäre, falls möglich, ein noch am Arbeitsplatz zubereiteter Tee, in der eigenen Thermoskanne oder Thermo-Trinkbecher, ein wohltuender Durstlöscher für unterwegs. Auch während der Rush Hour oft im Stau zu stehen, kann für gute Ernährungsgewohnheiten zum Problem werden. Vielleicht lässt sich etwas an der Arbeitszeit umschichten, damit Sie starkes Verkehrsaufkommen gelegentlich umgehen können. Beispielsweise, indem Sie nach einem kleinen Abendessen am Betriebsort noch eine zusätzliche Arbeitseinheit einlegen und dafür an einem anderen Tag früher heimgehen.

Essen - wie?

Idealerweise nimmt man sich zum Kochen wie zum Essen Zeit, begutachtet das Gesamtergebnis auf dem Teller, probiert, genießt und lässt sich nicht stören. Nicht von klingelnden Telefonen oder Paketboten an der Tür, nicht von Gemecker am Tisch und anderen Unannehmlichkeiten. Man sollte grundsätzlich versuchen, diese Zeit einzuplanen. Das hat den Vorteil, dass sich auch andere besser darauf einstellen können: Nachbarn, Freunde der Kinder, Kollegen mit einer Frage etc. Ähnliches empfiehlt auch die Deutsche Gesellschaft für Ernährung in einer ihrer zehn Ernährungsregeln, jener zum „Achtsamen und bewussten Essen". Sie umzusetzen, steigert den Genuss ebenso wie das Sättigungsempfinden. Das ist einen Versuch wert.

Für bewusstes Essen hilft es, ein paar Mal tief durchzuatmen und seine Sinne auf Empfang zu schalten. Eine weitere Technik ist, sich vorzustellen, woher diese Nahrungsmittel gekommen sind und wer an ihnen gearbeitet hat. Was war die Reise der Möhre oder der Walnuss, bis sie in den Salat gewandert ist? Oder des Dinkelbrötchens auf dem Tisch? Damit lässt sich noch etwas genauer nachschmecken.

Ein anderer Weg ist ganz einfach, über das Essen zu sprechen und sich darüber auszutauschen. Solch ein Gespräch steigert die Neugier und Experimentierfreude, wovon man nie genug haben kann. Wir sind so aufmerksamer beim Essen und mehr in der Gegenwart. Sogar in unserem Gehirn gehen dabei Änderungen vor sich: Es kommen andere, langsamere Prozesse zum Einsatz, was unsere Fähigkeit für den Genuss erhöht.[22] Ein Anreiz dafür ist, dass wir nicht immer dasselbe essen, sondern über das Gewohnte hinausgehen. Es kann

---

[22] „Die Lust auskosten", ein Interview von Ulrich Pontes mit Genussforscher Morten L. Kringelbach in „Gehirn und Geist", Dossier 3/2017 Lust – Glück – Sinn, Heidelberg, 2017, S. 32f.

auch Vergnügen bereiten, sich vergangene Essen oder alte Lieblingsessen ins Gedächtnis zu rufen und neu auf die Wunschliste zu setzen, sei es für den Alltag oder für ein Festessen.

Das schließt meiner Ansicht aus, dass man während des Essens über Essenskontrolle spricht. Beispiele sind Abnehmen, Fleischverzicht, Nahrungsmittelallergien oder ähnliches. Das sollte man besser jenseits der Mahlzeit klären. Sonst fordern Kontrollthemen eine Wichtigkeit ein, die unangemessen ist angesichts der Mühe, die sich jemand gemacht hat, die Speise aufzutischen. Die einzige innere Kontrollleuchte sollte dem Gefühl, satt zu sein, zukommen. Ebenso ist es freundlicher, während des Essens nicht den Status von Pflichten abzufragen oder eine große Diskussion anzuzetteln. Solche Abfragen würde die Auffassung nähren, dass man sich sein Essen in irgendeiner Weise verdienen muss. Richtig ist in jedem Fall, dass man in der Regel dafür bezahlen muss. Aber verdienen? Dafür ist das Geschehen rund um Produktion und Handel mit Nahrungsmitteln von zu vielen Faktoren abhängig und unser Bezahlen allein nicht ausschlaggebend. Darüber hinaus landen Nahrungsmittel in großem Umfang im Müll. Aber sie werden auch geteilt, verschenkt und mit großer Umsicht genutzt.

Gläubige Menschen sprechen ein Tischgebet und erinnern sich in diesem Augenblick daran, ihr leibliches Tun mit einer unsichtbaren Welt zu verbinden. Daraus erwächst leichter die Haltung, dass man empfängt, weniger, dass man sich auftischt. Wer nicht religiös ist, aber das Bedürfnis hat, sich mit seiner Umwelt zu verbinden, kann innehalten und sich für die Speise auf dem Tisch still bedanken.

Wie sieht der Essplatz aus?

Wie sieht zuhause die Umgebung aus, an dem man die Speisen einnimmt? Separate Speisezimmer waren schon immer eine eher abgehobene Angelegenheit. Heute hat sich ein offener Raum durchgesetzt, der sowohl die Funktion Essen wie auch Wohnen erfüllt. In solchen Räumen rückt der Esstisch eher an den Rand. Gut wäre es, wenn die Beleuchtung über der Mitte des Tisches eingerichtet ist, um noch mehr Ruhe herzustellen. Ideal ist es, wenn man sie je nach Anlass oder Größe der Essensrunde auch in der Höhe einstellen kann.

Es ist verbreitet, dass man den Esstisch mit Tischdecke, Platzsets und Servietten eindeckt. Sehr oft hat jeder seinen Stammplatz. Es kann aber interessant sein, gelegentlich die Plätze zu ändern und so die Perspektive des anderen einzunehmen; einfach, um nachzufühlen, was jener meist vor Augen hat oder wie es sich neben dem neuen Tischnachbarn isst. Smartphones sollten nicht auf dem Tisch abgelegt sein, sondern mindestens ein paar Meter entfernt.

Wird im selben Raum auch gekocht? Das mag nicht jeder, zu störend scheinen dann sich ausbreitende Geräusche und Gerüche, ebenso Ausdünstungen, die sich in den Vorhängen festsetzen. Mit Dunstabzugshaube und gutem Lüften lässt sich das abmildern. Das Schöne am Einraum ist, dass man mit Angehörigen oder Gästen während der Essensvorbereitungen im Gespräch bleiben kann oder sich mehrere beteiligen können. Auch kann man nach dem Essen, wenn man schon einen Teil aufräumt, mit den anderen zusammen am Fernseher ein Fußballspiel oder eine Nachrichtensendung verfolgen. Auch hierzu sollte man die Bedürfnisse klären und prüfen, ob man sich möglicherweise räumlich umorganisieren will.

Wenn man schon bei diesen Überlegungen angelangt ist, sollte man auch die Küchensituation analysieren. Folgende Fragen können dabei helfen:

- Gehen die häufigsten Arbeiten flüssig vonstatten oder sind sie mit vielen Gängen verbunden?
- Gelingt es, Küchengeräte und Lebensmittel gut zu verstauen?
- Ist alles an einem bewusst zugewiesenen Platz?
- Ist der Zugriff auf jene Dinge einfach, die man am häufigsten braucht?

- Sind Arbeitsflächen oder Herd häufig zugestellt?
- Können sich mehrere gut an der Arbeit beteiligen?
- Braucht es neues oder besseres Küchengerät ... und wo findet es seinen Platz?
- Was ist nur selten nötig und kann somit ausgelagert werden?
- Was ist komplett überflüssig und kann gespendet werden?

Es ist lohnenswert, sich über einige Tage hinweg diese Fragen während der Essensvorbereitungen zu stellen und Ergebnisse zu notieren. Dann kann man gewichten, welche Änderungen man am besten vornimmt.

Phase 2: Verhältnisse ändern

Zusammenfassend liste ich hier nochmals einige Fragen auf, damit Sie für sich Klarheit gewinnen, ob und was Sie bei Ihrer persönlichen Esskultur ändern möchten:

- Wie sieht für Sie ein ausreichendes und gelungenes Frühstück zuhause aus? Wie können Sie das im Alltag umsetzen, eventuell durch Vorbereitung am Abend zuvor?
- Was sind Ihre Bedürfnisse für die Mahlzeit am Mittag?
- ... und was sind derzeit die Möglichkeiten dafür?
- Wie sind Ihre Bedürfnisse für die Mahlzeit am Abend?
- ... und was sind die Möglichkeiten hierfür? Mit wie viel Aufwand wäre mehr möglich, zum Beispiel: größere Kühltruhe, mehr Vorratsschränke etc.?
- Eine Mahlzeit achtsam und in Ruhe einzunehmen: Wie sieht das für Sie aus? Nehmen Sie sich ausreichend Zeit?
- Wie sieht Ihr Essbereich am Arbeitsplatz aus? Würden Sie ihn gern umgestalten?
- Bei welchen Gesprächsthemen am Tisch fühlen Sie sich in Ihrem Genuss gestört? Können Sie das beeinflussen? Wann stören Sie andere?

- Falls Sie viel oder lange pendeln müssen: Welche Verbesserungen wären für Sie jetzt gut umsetzbar? Wie gehen es Ihre Kollegen an?
- Welche Bedingungen herrschen an Ihrem häuslichen Essplatz? Was möchten Sie ändern?
- Gibt es Anlass, etwas an Ihrer Küche zu ändern?
- Wäre dazu die Zustimmung anderer nötig? Würde es eine größere Investition darstellen?

Kapitel 6 – Bewegen

Wer sich oft und gerne bewegt, tut viel für seine Gesundheit: Er gewinnt mehr Lebendigkeit, Energie und Abwehrkräfte. Wir können dabei Stress abbauen und etwas für unsere Freude am Leben tun, ganz besonders, wenn wir uns in der Natur bewegen oder gemeinsam mit netten Menschen. Das spiegeln auch die Antworten von sportlich Aktiven in einer Studie der Techniker Krankenkasse (TK) wieder.[23] Die fühlen sich vor allem von der Aussicht auf Gesundheit und Spaß motiviert. Zugleich stellen sie bei sich eine gute bis sehr gute Gesundheit fest. Aber auch das Gefühl von Entspannung spielt als drittstärkste Motivation eine große Rolle.[24]

Wie steht es um die, für die Freude an Bewegung und Sport nichts ist, was sich in Reichweite befände? Für die dieser Ratschlag nur zu einer zusätzlichen Anforderung im Alltag wird oder zu einem weiteren Kostenfaktor? Oder die fürchten müssen, dass Sport für sie wegen einer Erkrankung oder aufgrund der Verletzungsgefahr zu riskant ist? Auch hierzu kann die oben erwähnte TK-Studie einen kleinen Einblick geben. So liegt es zu 50 Prozent an der fehlenden Motivation; man kann sich einfach nicht aufraffen. Mit 37 Prozent an zweiter Stelle werden körperbezogene Gründe genannt, also Krankheit, körperliche Einschränkung oder Übergewicht. Knapp dahinter rangiert der Zeitmangel aufgrund beruflicher Belastung als Hindernis. Der Kostenfaktor als Hindernis spielt hier keine Rolle. Eine internationale Studie offenbarte nebenbei, dass viele Menschen mit Herzerkrankungen nicht so richtig wissen, wie sie in ihren Alltag mehr Bewegung einbauen können. Oft haben sie dazu auch keine Ratschläge erhalten.[25] Für sie ändert sich erst dann etwas, wenn sie ihr Wissen und ihren Einflussbereich für Bewegung und Sport vergrößern und besser nutzen können. Auch ihnen helfen Techniken,

---

[23] „Beweg Dich, Deutschland!", TK-Bewegungsstudie, Hamburg 2016

[24] Siehe oben, S. 30

[25] „Euroaspire-Studie: Trotz Herzerkrankung rauchen Patienten oft weiter", in Ärztezeitung, 27.02.2019

mit denen sich das Durchhaltevermögen stärken lässt. Ergänzend brauchen sie die Chance und das Können, um für diese Interessen zu verhandeln.

Vielleicht hilft zunächst die Orientierung, wo überall im Alltag Chancen für mehr Bewegung und Ausgleich liegen könnten:

In der Wohnung

- Aufräumen, Putzen und Bügeln sowie Schneeräumen im Winter: Man beansprucht in der Regel eher kleine Muskelgruppen, erzielt also keinen großen Trainingseffekt. Aber man kann bei diesen Pflichten psychischen Stress abbauen. Lässt sich mit besserer Gerätschaft oder mit räumlicher Umgestaltung Zeit einsparen? Geht es mit Musik leichter?
- Hat man zwei bis drei Quadratmeter Platz für fünf bis zehn Minuten Frühgymnastik am offenen Fenster? So ist man besser vor Verspannungsschmerzen im Schulter- und Rückenbereich gefeit und baut Kraft auf.
- Hat man Platz für einen Heimtrainer? Will man sich testhalber einen leihen?
- Ist es möglich, gelegentlich Musik aufzulegen und für sich zu tanzen, wenn einem danach ist?
- Überhaupt Musik: Training zuhause macht damit mehr Spaß.

Am Wohnort

- Kann man familiäre Pflichten häufiger mit einem Spaziergang verknüpfen? Will man dabei mit einem Schrittzähler die Distanz messen lassen? Bietet die Krankenkasse für diese Messung ein Bonusprogramm an?

- Wo gibt es öffentliche Bewegungsplätze, die Geräte für generationenübergreifende Übungen anbieten, sogenannte Bewegungsparcours?[26]
- Wo ist Platz für Ballspiele oder Outdoor-Spiele mit Kindern? Wo kann man selbst einen Parcours für die Familie bauen, mit Ball, Kreide, Springseil oder Markierungskegel für Slalom?
- Wo kann man sicher joggen? Wo besser nur mit mehreren?
- Veranstaltet der heimische Sportverein einen „Tag der offenen Tür", auf dem man sich umsehen kann?
- Gibt es in der Region einen Marathon oder Nachtlauf, für den man als Gruppe oder Familie trainieren kann?
- Wo gibt es schöne Spazierwege, eventuell mit ausreichend Bänken? Wie steht es mit Fahrradwegen? Muss die Kommune etwas für bessere Beleuchtung unternehmen?
- Wo kann man in der Freizeit einfache Volkstänze lernen? Und bei einem Fest mit passender Musik anderen zeigen?

Auf dem Arbeitsweg oder im Betrieb

- Lässt sich eine Zusatzstrecke für den kurzen Gang zu Fuß einbauen? Eine schöne?
- Gibt es ein Präventionsprogramm für die betriebliche Gesundheit?[27]

---

[26] Hinweise geben die Anlagenbauer im Internet, zum Beispiel unter trimm-dich-pfad.com / Rubrik „Standorte" oder calisthenics-parks.com / Eingabe der Stadt. In der Region Rhein-Neckar hat eine Stiftung mehrere Parks erbaut, zu finden unter alla-hopp.de / Rubrik „19x alla hopp!"

[27] Krankenkassen stehen in der Pflicht, Präventionsangebote für die Lebenswelten ihrer Versicherten, insbesondere für Kitas, Schulen und Betriebsstätten zu entwickeln. Am Arbeitsplatz orientieren sie sich oft auf den in der Branche üblichen Arbeitsschutz. Trotzdem lohnt sich eine Anfrage beim Betriebsarzt oder Vorgesetzten. Vielleicht bringt das eine interessante Entwicklung in Gang. So gibt es Unternehmen, die ihr Treppenhaus verschönert haben, um Anreize zum Treppensteigen zu schaffen. Andere organisieren ‚bewegte Besprechungen', zum Beispiel während eines Spaziergangs.

- Gibt es ein nahegelegenes Schwimmbad für einen Besuch am Morgen oder Abend?
- Ist in den Pausen ein zügiger Spaziergang von zehn Minuten möglich?

Auf welche Weise?

- Wollen Sie sich mit einer Bekannten oder einem Freund zum Sport verabreden, fix für einen Tag pro Woche? Manche geben sich gegenseitig Übungen vor und wechseln sich dabei ab.
- Können Sie sich Sport in der Gruppe mit anfeuernder Musik und Vorturner gut vorstellen?
- Oder ziehen Sie es vor, sich in Eigenregie im geschützten Bereich zu bewegen?
- Gibt es eine Wunschsportart, die Sie gerne erlernen möchten?
- Gibt es schwierige Erlebnisse, die man auch körperlich verarbeiten will? Mit Pilgern, Joggen oder Tanz wie zum Beispiel meditativen Tanz?

Wenn Sie sich für ein Testprojekt entschieden haben: Welchen finanziellen Aufwand müssen Sie dafür einplanen? Einmal für die nötige Ausrüstung und dann für jede Umsetzung?

Phase 2: Verhältnisse ändern

Bei diesem Projekt „Mehr Bewegung" besteht die größte Herausforderung darin, sich Spielraum zu verschaffen und die sportlichen Etappen gut einzuschätzen.

Man muss Aufgaben und Pflichten neu gewichten, darf die Woche nicht überfrachten, sondern muss erst mal sehen, was möglich ist: an Zeit; an finanziellen Mitteln; mit dem körperlichen Ausgangszustand. Haben Sie Ihr sportliches Vorhaben ein, zwei Monate durchgezogen, ist ein gutes neues Bewegungsmuster in Ihrem Alltag etabliert.

Ressourcen

Bauen Sie sich auch hier Ihre Ressourcen auf, wie sie im ersten Kapitel beschrieben sind. Zum Beispiel eine Liste mit allen erfolgreichen Sport- und Bewegungserlebnissen, die Sie aufbieten können. Inklusive Wettschwimmen, Federballturnieren oder Ringkämpfen aus der Kindheit sowie den erworbenen Sportabzeichen aus der Schulzeit. Ebenso alles, was Sie jenseits des Schulsports begonnen und wo Sie Anerkennung erworben haben. Das stärkt.

Falls Sie schon genau wissen, welchen Sport Sie starten und möglicherweise einen bestärkenden Vertrag mit sich selbst schließen wollen: Befassen Sie sich bitte zuvor noch mit den Risiken und dem vorbereitenden Trainingsbedarf, damit Sie die nötigen Etappen zum Ziel realistisch einschätzen. Lieber zwei, drei Monate mehr einplanen als vor dem Ziel eine Verletzung kassieren oder frustriert abbrechen.

Risiken einschätzen

Wenn man die körperliche Ausgangssituation betrachtet, muss man sich auch mit den Erkrankungen und Verletzungen befassen, die man sich im Laufe der Jahre zugezogen hat. Eventuell entstehen daraus zusätzliche Risiken. Dafür hilft eine Liste mit all den Erkrankungen, unter denen Sie leiden, oder den Unfällen, die Sie überstanden haben, inklusive häufiger Verletzungen wie Bänderzerrung. Solches kann in den Folgejahren Verschleißerscheinungen nach sich ziehen. Auch Fehlstellungen an Fuß, Bein oder Hüftgelenk sollten genannt sein, egal, ob sie angeboren oder erst später erworben sind. Das dient Ihrer eigenen Übersicht und hilft beim Gespräch mit dem Hausarzt oder bei einer sportärztlichen oder physiotherapeutischen Untersuchung.

Untersuchung durch Mediziner oder Physiotherapeuten

Eine **sportmedizinische Untersuchung** kann jeder Arzt durchführen. Dazu zählt das Elektrokardiogramm (EKG), bei dem die Herzfrequenz ermittelt wird. Sie können an dieser Stelle nach Ihrem persönlichen, optimalen Herzfrequenzbereich für das Training fragen, auch Trainingspuls genannt. Halten Sie diese Daten fest. Sie nützen Ihnen für Ihr Training, auch falls Sie auf einem Heimtrainer oder einem Ergometer die Ober- und Untergrenze der Leistung festlegen wollen.

Der Arzt untersucht zusätzlich Ihr Blut, um die Funktion von Leber und Niere, den Zuckerstoffwechsel sowie den Fettstoffwechsel (Cholesterin sowie Lipoproteine mit hoher und niedriger Dichte (HDL, LDL[28]) zu überprüfen. Da viele Menschen ohne ihr Wissen an Lebererkrankungen leiden, ist die Kontrolle des GammaGT-Werts von Bedeutung. Dieses Enzym im Blutserum ist am Stoffwechsel beteiligt und steigt an, wenn Galle oder Leber erkrankt sind. Somit gilt es als sogenannter ‚Marker‘, englisch für Hinweisgeber. All diese Werte sollten Sie aufbewahren, beispielsweise in Ihrem persönlichen Gesundheitsordner, um die Entwicklung besser im Blick zu behalten.[29] Dank Ihrer oben ins Spiel gebrachten persönlichen Erkrankungs- und Verletzungsliste kann der Arzt Ihre Risiken abschätzen und bessere Ratschläge für Ihr sportliches Vorhaben geben. Die sportmedizinische Untersuchung bei einem ausgewiesenen Sportarzt hat den Vorteil, dass dieser voraussichtlich besser auf die körperliche Eignung für einzelne Sportarten bzw. auf Risiken hinweisen kann. Das stellt zwar eine Selbstzahlerleistung dar, wird dem Patienten aber oft von den Krankenkassen erstattet.[30]

---

[28] Die „guten" Lipoproteine (HDL, nach „high density" für hohe Dichte) können Cholesterine aus den Zellen aufnehmen und zur Leber zurückführen. Die „schlechten" (LDL, nach „low density") können sich stark vermehren und in die Arterienwand eindringen.

[29] Alternativ nutzt man dafür digitale Lösungen.

[30] Siehe Hinweis der Deutschen Gesellschaft für Sportmedizin und Prävention, www.dgsp.de; genereller Überblick auch bei www.igel-monitor.de, Stichwort Sport-Check

Falls Sie in **physiotherapeutischer Behandlung** sind, können Sie auch hier eine Analyse als Selbstzahlerleistung erwägen. Sie erhalten Auskünfte über Ihren Muskelstatus, über Besonderheiten Ihrer Gliedmaßen und schwierige Gelenksituationen. Fragen Sie, was das für Ihr sportliches Vorhaben und die dafür nötige Ausrüstung bedeutet, ganz besonders mit Blick auf die Schuhe. So kann zum Beispiel eine kleine, runde Ferse einen unsicheren Stand nach sich ziehen. Das können Sie durch geeignete Schuhe im Alltag leicht ausgleichen. Orthopädische Schuheinlagen für Sportschuhe helfen, Fehlbelastungen und daraus entstehende Schmerzen vorzubeugen.[31] Zusätzlich können Sie sich Übungen zeigen lassen, um die Fußmuskulatur zu stärken. Auch das beugt Umknicken und Fehltritten vor.

Behalten Sie auch Ihre **Sehfähigkeit** im Blick. Sie ist natürlich für den Alltag äußerst wichtig, beeinflusst aber auch Ihre Koordinationsfähigkeit beim Sport.

Sind Sie älter als 35 Jahre, haben Sie alle drei Jahre Anspruch auf eine von der Krankenkasse übernommene Untersuchung zur Früherkennung, das sogenannte **Gesundheits-Check-Up**.[32] Meistens ist es der Hausarzt oder die Hausärztin, der bzw. die Sie hier auf Herz-Kreislauf-Erkrankungen, Nierenschäden und Diabetes untersucht. Bei einzelnen Kassen ist der Leistungsumfang noch größer. Hier lohnt es sich also, nachzufragen. Außerdem haben viele Hausärzte Zusatzkenntnisse wie Chiropraktik, die bei Ihren Fragen ebenfalls sehr gut helfen.

---

[31] Falls Sie Selbstzahler-Angebote erhalten, die Sie nicht einordnen können, informieren Sie sich bei www.igel-monitor.de.
[32] Ab dem Alter von 18 Jahren hat man Anspruch auf einen einmaligen Check-Up.

- Unterstützung von der Krankenversicherung -

Auch bei seiner Krankenkasse kann man Unterstützung finden. Seit einigen Jahren sind Krankenkassen zu Präventionsangeboten verpflichtet und bezuschussen daher Kurse zum Thema Ernährung und Bewegung. Der Vorteil daran ist, dass die bei den Kassen gelisteten Kurse die Bedingungen des offiziellen „Leitfadens Prävention" erfüllen und damit als qualitätsgesichert gelten. Dieser Leitfaden ist ein gemeinsames Projekt des GKV-Spitzenverbands[33] und den Verbänden der Krankenkassen auf Bundesebene. Oft lassen sich im Internet bei den Versicherern über die Postleitzahl naheliegende Angebote abrufen. Ist man bei einem größeren Unternehmen beschäftigt, kann man beim Betriebsarzt auch das Angebot des Betrieblichen Gesundheitsmanagements erfragen – auch, wenn diese meistens stark auf die spezifischen Bedürfnisse der Branche zugeschnitten sind. Mittlerweile gibt es auch ein Programm, um Mitarbeiter von kleinen und mittelgroßen Unternehmen anzusprechen, selbst, wenn sie im Rahmen von Mini-Job, Zeitarbeit oder auf Projektbasis beschäftigt sind.[34]

Fitness und körperliche Ausgangsposition

Das englische „Fitness" bedeutet lediglich Leistungsfähigkeit oder Eignung. Der bekannte Sportarzt Hans-Wilhelm Müller-Wohlfahrt beschreibt es als einen Zustand der körperlichen und geistigen Leistungsfähigkeit, der auf vier Säulen ruht: Ausdauer, Kraft, Beweglichkeit und Koordination.[35] Alles gehört zusammen und, sehr wichtig, es befördert einander. Man kann also mit jeder Säule

---

[33] Der GKV-Spitzenverband ist die zentrale Interessensvertretung der gesetzlichen Kranken- und Pflegekassen; in Deutschland ebenso wie auf internationaler Ebene.
[34] Initiative Gesundheit und Arbeit (iga), getragen von der GKV und der gesetzlichen Unfallversicherung
[35] Müller-Wohlfahrt, H.-W.: Mensch, beweg Dich! München, 2001

die Spirale der Vitalität nach oben treiben und sich damit zu mehr Erfolg anspornen.

Ausdauer

Ausdauer, auch Kondition genannt, entsteht durch einfache Bewegungsabläufe, die Herz und Lunge fordern. Darum fällt auch aerobes Training, also eines mit einem hohen Sauerstoffumsatz, in diese Kategorie. Typische Ausdauersportarten sind Joggen, Walking bzw. Nordic Walking, Wandern, Radfahren, Schwimmen und Fußball.

- Der persönliche Herzfrequenzbereich -

Die Herzfrequenz beziffert die Häufigkeit des Herzschlags pro Minute. Ausgangsbasis ist der Ruhepuls und persönliche Vergleichswerte, die man am besten über einen längeren Zeitraum hinweg beobachtet.

Um den Status seiner Ausdauer zu testen, muss man zunächst den Ruhepuls ermitteln. Die zweite Pulsmessung erfolgt unmittelbar nach der anstrengenden Testphase. Ruhepuls, das ist der gebräuchliche Ausdruck für Herzfrequenz-Ruhe. Unmittelbar nach der Anstrengung spricht man von der maximalen Herzfrequenz. In der Differenz dazwischen liegt der Herzfrequenzbereich. Er beziffert die optimale Spanne, in der Sie die besten Trainingsergebnisse erzielen. Orientieren Sie sich bei Ihrem Training keinesfalls an der oberen Grenze Ihrer Maximalbelastung.

Wie bringt man den persönlichen Herzfrequenzbereich in Erfahrung? Zum Beispiel bei der Sportmedizinischen Untersuchung. Oder über die Krankenkassen: Viele haben eine Kooperation mit dem Deutschen Turnerbund. Dadurch kann man sich oft im Sportverein auf Ausdauer, Kraft, Koordination und Beweglichkeit checken lassen; dazu später mehr.

Für die erste Orientierung hier die Form der selbständigen Messung: Legen Sie Zeige- und Mittelfinger an Ihre Halsschlagader und zählen Sie 15 Sekunden lang die Schläge. Diesen Wert multiplizieren Sie mal vier, um so die Schläge pro Minute zu ermitteln.

Kraft

Wie viel Kraft wir aufbringen können, richtet sich nach dem Status unserer Muskulatur. Mit einem Plus an passender Muskelkraft steigern wir unseren sportlichen Erfolg und schützen uns besser vor Verletzungen. Sportarten, die einen hohen Krafteinsatz erfordern, sind Krafttraining, Boxen, Rudern, Turnen oder dynamisches Schwimmen.

Krafttraining lohnt sich immer

Studien zeigen, dass sich Kraft selbst im Alter noch steigern lässt. Als ob Muskeln immer ihr Ja dazu geben. Es ist unwahrscheinlich, dass man speziell dadurch Gewicht verliert. Eher befähigt man sich, die eigene Muskulatur mehr und besser einzusetzen, ein Plus an Haltung zu gewinnen und den Fettstoffwechsel anzukurbeln. Wer im Krafttraining schon geübt ist, kann mit Intervalltraining - ca. 30sekündige Zwischenetappen im Turbogang - das Krafttraining verstärken. Mit zwei Trainingseinheiten pro Woche sind die Ergebnisse vielleicht nicht als Muskelpaket sichtbar, aber sehr bald deutlich zu spüren. Dieses Wohlgefühl bestärkt viele darin, ihr Krafttraining beizubehalten.

Krafttraining kann im Fitness-Studio stattfinden - muss aber nicht. Wer lieber für sich trainiert und die erforderliche Disziplin einübt, spart Geld und Zeit. So gibt es beispielsweise Trainingskonzepte, bei denen man lediglich das eigene Körpergewicht einsetzt und nur wenige zusätzliche Hilfsmittel braucht.[36] Wichtig dabei ist, dass man die Übungen sorgfältig ausführt.

Beweglichkeit

Beweglichkeit bzw. Gelenkigkeit besagt, wie gut wir unsere Gelenke bewegen und wie sehr wir Muskeln und Sehnen dehnen können. Sind wir beweglich, erlernen wir in unserer Sportart leichter die optimalen Bewegungsabläufe und schützen uns besser vor Verschleiß und Verletzungen. Sportarten mit hohen Anforderungen an Beweglichkeit sind Gymnastik, Tanz, Yoga, Judo, Karate, Tischtennis, Volleyball und Basketball.

Koordination

Auch die Koordinationsfähigkeit zielt auf den Bewegungsablauf ab: Wie gut bringen wir äußere Bedingungen und unseren körperlichen Einsatz zusammen? Können Sie gut zielen, balancieren, tanzen? Können Sie schnell und sicher Ihr Gleichgewicht erreichen? Probieren Sie es aus, im Freizeitpark auf einer Balancierstange oder beim Waldspaziergang auf einem am Boden liegenden Baumstamm. Wer Koordination trainieren will, kann sich mit der Technik des Visualisierens helfen. Dafür stellt man sich den kompletten Bewegungsablauf detailliert vor und konzentriert sich darauf, wann man welchen körperlichen Einsatz bringt. Diese Technik hilft auch, wenn man in Beruf oder Freizeit neue Handlungen ausführen muss und in der besagten Situation gelegentlich nervös ist. Man erlernt den neuen Bewegungsablauf deutlich schneller.

Wenn Sie wissen, wie es aktuell um Ihre Ausdauer, Kraft, Beweglichkeit und Koordination bestellt ist, können Sie Ihren Trainingsbedarf besser einschätzen und planen.

---

[36] In der örtlichen Bibliothek kann man sich einen ersten Überblick verschaffen, Stichwort „Calisthenic" oder „Trainieren mit dem eigenen Körpergewicht".

Wie testet man die eigene Fitness?

Der **Deutsche Turner-Bund** hat für ältere Neustarter einen Alltags-Fitness-Test ins Internet gestellt. Videos erklären die Ausführung.[37] Größere Sportvereine mit einem Fitness-Angebot bieten vor Ort Fitness-Tests an und entwickeln auf dieser Basis einen Trainingsplan. Mancherorts sind diese Tests von den Krankenkassen zertifiziert; das bedeutet, man hat die Möglichkeit, über ein Bonusprogramm bei der Versicherung zu profitieren. Für den Überblick lohnt sich also eine Anfrage bei der Krankenkasse.

Fitness-Tests in **Fitness-Studios** scheinen laut Medienberichten nicht immer den besten Ruf zu haben. Ein überprüfbares Qualitätsmerkmal ist jedenfalls, dass mit dem Test nicht nur ein Trainingsplan entwickelt wird, sondern dass ein kompetenter Ansprechpartner auch Trainingserfolge einarbeitet und den Plan immer wieder auf den neuesten Stand bringt. Manche Fitness-Studios führen dafür mittlerweile ein automatisiertes Verfahren im Angebot.

- Tipps für den Einstieg beim Laufen –

- Einplanen: mindestens zwei Mal pro Woche für mindestens 30 Minuten
- Die ÖLI-Regel beherzigen: erst öfter, dann länger, dann intensiver – also schneller bzw. mit Turbo-Etappen wie beim Intervall-Training. Wenn man einen Fitness-Tracker oder ein Pulsmessgerät hat oder gut selbst den Puls messen kann, lässt sich so die Herzfrequenz überwachen. Notieren ist gut.
- Vorher Wasser trinken und im Anschluss ein isotonisches Getränk wie Apfelschorle (s. Kapitel „Trinken“)
- Nach dem Laufen ein paar Dehnübungen für die Muskeln durchführen
- Nicht laufen bei Krankheit

---

[37] https://www.dtb.de/alltags-fitness-test/

Sportkleidung

Steht Ihre Wunsch-Sportart schon fest? Wollen Sie zunächst ein Zwischenziel verfolgen, um Ihre Fitness zu verbessern? Wissen Sie, welche Art von Kleidung und Ausrüstung dafür nötig ist? Zuweilen gibt es gute Sonderangebote im Supermarkt. Aber es bietet natürlich Vorteile, wenn man Sportbekleidung anprobieren und sich fachlich beraten lassen kann. Ein Kauf über das Internet ist eigentlich nur dann gut, wenn man das Produkt bereits kennt. Sie sollten vor dem Kauf sicher sein, dass Sie sich darin gut fühlen und sicher bewegen können.

Als **Sportunterwäsche** können Sie Baumwollunterwäsche, waschbar bei 60 Grad, verwenden. Als Frau benötigen Sie in jedem Fall einen Sport-BH. Wenn Sie öfter schweißtreibenden Sport anzielen, statten Sie sich am besten mit Funktionsunterwäsche aus, die den Schweiß nicht aufsaugt, sondern an die Kleidungsschicht darüber abgibt. Auf jeden Fall werden Ihre Füße in Sportschuhen schwitzen. Dafür brauchen Sie ausreichend saugfähige Sportsocken. Alles sollte man nach dem Training in die Wäsche geben.

Generell soll die **Sportkleidung** Ihnen Bewegungsfreiheit lassen und Sie vor Kälte, Wind und Wasser schützen. Vor allem muss sie atmungsaktiv sein, also die Hitze und den Schweiß Ihres Körpers nach außen abgeben. Diese wasserabweisenden und temperaturregulierenden Effekte erreichen die Hersteller durch Membrane, Beschichtungen oder Mikrofasern. Das verhindert, dass die Kleidung erst nass, dann kalt wird und Sie auskühlen. Denken Sie nur an die Momente, wenn Sie bei Wanderungen den Rucksack ablegen und feststellen, dass Ihr Baumwoll-Shirt am Rücken nass geschwitzt ist. Hier beweisen Sportshirts ihren Vorteil.

Sie besitzen für den Start eine gute Grundausrüstung, wenn Sie ein bis zwei Jogging- oder Trainingsanzüge für den Sommer sowie einen bis zwei für kältere Zeiten im Schrank haben. Man kann ihn nach dem Training lüften und nach dem zweiten Einsatz waschen.

Zusätzlich hilft eine leichte Regenjacke als Schutz vor Nieselregen, ebenso saugfähige Stirnbänder und leichte Mützen aus Baumwolle oder Mikrofaser. Um Ihre Lunge in der kalten Jahreszeit zu schützen, hilft ein luftdurchlässiges **Schlauchtuch**, das Sie über Nase und Wangen rollen können.

Sportschuhe

Möglicherweise kennen Sie Ihre Schwachstellen am Fuß bereits oder der sportmedizinische Check hat es neu offenbart. Über Fußfehlstellungen oder Fersensporn müssen Sie jedenfalls Bescheid wissen, um mit maßgefertigten Einlagen bzw. Sportschuheinlagen[38] und dem richtigen Vorgehen Verschlimmerungen vorzubeugen. Erst mit diesen sollte man Sportschuhe im Fachgeschäft probieren und sich dabei beraten lassen.

Planen Sie, auf Asphalt zu joggen oder Ihrer Knie wegen lieber auf Feld- und Waldwegen? Oder wird es eher Hallensport? Anhand der Antworten werden die Erfordernisse an Material, Profil, Dämpfung und an besonderen Schutzzonen wie Knöchelpartie klarer. Wenn Sie derzeit noch ein hohes Körpergewicht tragen, muss man das mit einkalkulieren. So profitieren Sie von einer besonders guten Dämpfung. Probieren Sie die Schuhe am besten nicht nur mit Einlagen an, sondern auch mit dickeren Sportsocken. Sie müssen in den Schuhen gut und leicht gehen und die Füße dabei gut abrollen können. Investieren Sie also unbedingt in den Gang ins Fachgeschäft. Zahlen Sie lieber etwas mehr oder wählen Sie die Zeit des Ausverkaufs.

Phase 3: Verhältnisse ändern

Sie haben inzwischen viel Wissen angesammelt und können Ihr sportliches Vorhaben für die erste Etappe realistisch einschätzen.

---

[38] Krankenversicherungen übernehmen bei Erwachsenen in der Regel die Kosten für zwei Paar stützende orthopädische Einlagen jährlich.

Das wichtigste ist, dass Sie Freude an Bewegung haben, Verletzungsgefahren umgehen und lernen, Ihr sportliches Ziel zu verfolgen. Dazu gehört auch, mit Rückschlägen umzugehen. In diesen Momenten hilft Ihre Ressourcenliste! Eventuell auch die Unterstützung in einer Gruppe, in der man sich gut anfeuert; oder mit Trainingsleitern, die gutes Feedback geben. Denken Sie daran, Ihre Ressourcenliste um die neuen Erfolge zu erweitern!

Fortschritte feststellen

Beantworten Sie diese Frage zum Einstieg in Ihr aktuelles sportliches Vorhaben:

Welche Art von Ziel haben Sie sich jetzt gesetzt?

Ich habe mir vorerst ein Zwischenziel gesetzt.	☐
Ich habe mir gleich mein Hauptziel vorgenommen.	☐
Ich möchte mich einfach mehr bewegen, um aktiver und gesünder zu werden.	☐
Ich möchte mehr Fitness erreichen und gut aussehen.	☐
Ich möchte einen Gemeinschaftssport, um gemeinsam mit anderen zu trainieren: Familie, Freunde, Sportgruppe.	☐
Ich möchte in einer für mich besonderen Sportart Ziele erreichen.	☐

Beantworten Sie bei der **Wochenrückschau** die folgenden Fragen:

Wie oft haben Sie Ihr Bewegungsvorhaben in der vergangenen Woche durchgeführt?

... in der Woche (W):	W 1	W 2	W 3	W 4
Noch gar nicht	□	□	□	□
Einmal pro Woche	□	□	□	□
Mehrmals pro Woche	□	□	□	□
Täglich	□	□	□	□

Wie hat es sich in der vergangenen Woche für Sie angefühlt?

... in der Woche (W):	W 1	W 2	W 3	W 4
Ich bemerke noch keine Entwicklung.	□	□	□	□
Ganz OK.	□	□	□	□
Ich fühle mich gut.	□	□	□	□
Ich fühle mich sehr gut und spüre schon Fortschritte.	□	□	□	□

Setzen Sie Ihre neuen Erfolge auf die Ressourcenliste!

Kapitel 7 – Kleiden und Pflegen

„Auf der Suche nach dem guten Leben", so überschreibt ein Magazin das Interview mit dem US-Forscher George E. Vaillant. Der Psychiater betreut die Grant-Studie. In ihr untersucht Forscherteam seit mehr als 80 Jahren, wie sich ehemalige Studenten der Elite-Universität Harvard weiter entwickelt haben: in ihrem Familienleben, ihren beruflichen Karrieren, bei ihren Erkrankungen und Problemen. Das dahinter stehende Forschungsinteresse ist, genauer zu erkennen, was das Leben gelingen lässt und was daran hindert. Besonders bemerkenswert in diesem Interview ist Vaillants direkte Reaktion dazu: „Glück hat mehr mit Eleganz als mit Wohlstand zu tun. Eine gewisse Ordnung der Umgebung und der Umstände gehören zum Glück, und dazu Menschen, die man liebt und die einen lieben."[39] Ein symbolhaftes Beispiel ist ihm die saubere und ordentliche Wäsche im Schrank des Ferienhauses. Letzteres besitzt natürlich nicht jeder. Dennoch kann man das Beispiel durchaus übertragen. Die äußeren Lebensumstände spiegeln wieder, dass man mit den vorhandenen Mitteln gut für sich und seine Familie gesorgt hat. Dass diese Fürsorge in eine alltägliche Schönheit mündet, weil man sich und die Umgebung verantwortungsbewusst pflegt.

Schön, wenn man seine Wege bereits mit diesem Bewusstsein beginnen kann! Viele lernen das erst unterwegs, aus den unterschiedlichsten Gründen. In ganz praktischen Alltagsbereichen wie Kleidung, Styling und Pflege lassen sich Veränderungen anhand von Techniken herbeiführen, anhand derer man sich auf neue Weise betrachtet. Dabei orientiert man sich für einen Moment an der Idealform.

---

[39] Michael Saur: „Der weite Weg zum Glück", in: Süddeutsche Zeitung Magazin 28.03.2015

Die eigenen Körperproportionen

Man probiert ein Kleidungsstück in den Lieblingsfarben an, guckt in den Spiegel – und es steht einem nicht. Man weiß nicht, wieso. Ungut, wenn man sich im Kurzschluss einfach für zu plump oder unansehnlich hält. Das lässt sich verhindern, indem man sich in einer ruhigen halben Stunde abmisst und so die eigenen, immer besonderen Körperproportionen anhand des „Goldenen Schnitts" ermittelt.

- *Der „Goldene Schnitt"* -

Hierbei handelt es sich um ein Gestaltungsschema, das bis in die Antike zurückreicht und ein idealtypisches Muster für Statuen und Gebäude bildet. Für den heutigen Menschen bietet es den Vorteil, durch Maße zu erfahren, wo genau man von diesem antiken Idealtyp abweicht und wo man ihm entspricht – egal, wie viele Kilos auf den Hüften ruhen. Mit diesem Wissen kann man Kleidung, die einem gut steht, sehr viel leichter finden und enttäuschende Fehlkäufe vermeiden.

Wie misst man sich?

Das Maß aller Dinge ist Ihr Kopf: Seine Länge, ohne Hals gemessen, gibt die Ideallänge der restlichen sieben Körperabschnitte vor. Zeichnen Sie sich die Skizze auf Seite 97 am besten ab oder machen Sie sich eine vergrößerte Kopie für Ihre Notizen. Dann nehmen Sie ein Maßband oder Zollstock, stellen sich vor einen großen Spiegel und messen sich ab.

Zusätzlich: Verhältnis von Oberkörper und Beinen

Ihre Messergebnisse werden noch aufschlussreicher, wenn Sie auch das Verhältnis von Oberkörper und Beinen kennen. Addieren Sie dafür zusätzlich die Abschnitte zwei, drei und vier. Das ergibt

Summe 1 von Oberkörper und Rumpf. Dann die Abschnitte fünf bis acht zur Summe 2 Ihrer Beinpartie. Als harmonisch im Sinne des Goldenen Schnitts wirkt das Verhältnis von Oberkörper und Beinen dann, wenn Summe 1 und 2 ca. gleich lang sind. Wenn nicht – was bei den meisten Menschen der Fall ist –, hilft auch hier der geschickte Umgang mit optischen Effekten. Zum Beispiel durch die Wahl der Schuhe, die Länge der Oberteile oder die Art der Gürtel.

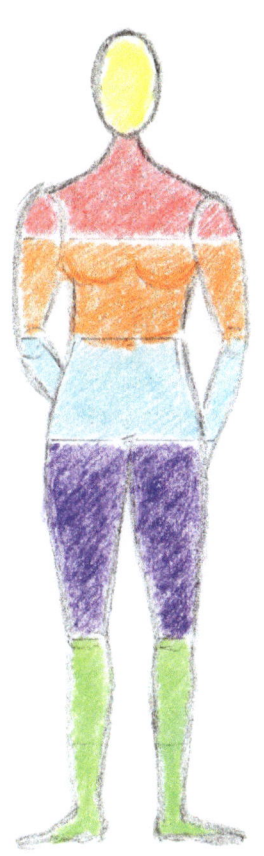

1   Kopf

2   Von Hals und Dekolleté bzw.
Hemdbrustbereich bis zu den Achseln

3   Von den Achseln bis zur Taille, ca.
Bauchnabel

4   Von der Taille bis zum Schritt

5, 6 Vom Schritt zwei Mal bis zur
Kniemitte

7, 8 Von hier bis zur Fußsohle

Erfolgreich gemessen – und nun?

Mithilfe der Messergebnisse gelingt es, sich einem der sechs Körperformtypen zuzuordnen, zumindest zu jenem, der am ehesten mit den eigenen Proportionen übereinstimmt. Die ganze Bandbreite dieser Nicht-Idealtypen orientiert sich in erster Linie am weiblichen Körper, lässt sich teilweise aber auch auf den männlichen Körper übertragen. Die Nähe zu einem Körpertyp ist bleibend. Man muss also nicht erst mehrere Kilos abnehmen, um seine Pluspunkte besser zur Geltung zu bringen.

Der A-Typ, auch Kegel genannt

Die Schultern fallen eher schmal aus, die Oberweite eher klein, der Unterkörper hingegen füllig oder kräftig. Für die optischen Effekte konzentriert man sich folglich besser auf den Oberkörper. Dafür wählt man bunte und große Schals oder Tücher sowie auffällige Pelzkragen, Blusen und Blazer; wenn man mag, auch Schulterpolster. Damit der Unterkörper optisch zurück tritt, zieht man hier dunkle Hosen und Röcke vor, die schmal, aber keinesfalls eng ausfallen sollten.

Der X-Typ, auch Sanduhr-Typ genannt

Wie der Buchstabe X anzeigt, fällt dieser Typ mit der Taille als der schmalsten Stelle auf. Dagegen sind hier Oberweite und Hüften eher groß oder kurvig. Im Idealfall weisen sie auch eine ähnliche Breite auf. Die Kleidung sollte die Pluspunkte herausstreichen und nicht etwa verdecken. Wenn die Stoffe fließend sind, fallen die Pluspunkte durch die Bewegung noch mehr auf und ziehen den Blick auf sich.

Der O-Typ

Wie auch der Buchstabe O anzeigt, ist hier die Körpermitte füllig, eventuell die Oberweite ebenfalls. Hier behilft man sich, indem man den Taillenbereich mit dunklen Stoffen optisch zurück treten lässt. Dagegen kann man den Ausschnitt oder den Hemdbrustbereich betonen und Muster wie Längsstreifen einsetzen, die den Oberkörper strecken. Man sollte sich nicht in sackartige Gewänder flüchten, sondern ausprobieren, wie körpernah ein Oberteil sein darf, dass es an einem gut aussieht. Wenn Sie schöne Beine haben, betonen Sie sie mit schmalen Hosen und Röcken sowie mit auffälligen Strumpfhosen und Schuhen.

Der H-Typ, auch Gerader Typ genannt

Wie der Buchstabe H erahnen lässt, hat dieser Typ wenig Taille, zumindest keine schmale. Die Schultern fallen gerade aus und ähneln in der Breite den Hüften. Gerade die Schulterpartie könnte man dann mit Schal oder V-Ausschnitt betonen. Alle Oberteile in gerader Form, die auch die Hüfte zur Geltung bringen, sehen gut aus. Ein weiblicher H-Typ kann testen, ob er sich in einen X-Typ verwandeln kann: Dafür wählt man sich einen ausgestellten Rock in A-Form und betont so die Taille, wahlweise auch mit einem schmalen Gürtel oder Tuch als Blickfang. Dieser Effekt lässt sich ebenso mit taillierten Blusen, Westen oder Blazern herstellen.

Der Y-Typ, auch Athletischer Typ genannt

Dieser Typ weist eine ausgeprägte Schulter- und trainierte Rückenpartie auf, oft bei wenig Oberweite und schmalen Hüften. Frauen diesen Typs können sich mit unterschiedlichen Kleidergrößen für Oberteile bzw. für Hosen oder Röcke helfen. Damit erzielen sie ähnlich Effekte wie

Der V-Typ, auch Diamanttyp genannt

Dieser unterscheidet sich durch mehr Oberweite als der Y-Typ, kann aber ansonsten ebenfalls burschikos wirken. Beide profitieren, wenn sie ihre schmalen Hüften und die Beine betonen. Wie? Das geht mit Gürteln in Hüfthöhe sowie durch auffällige Farben, Muster und Stoffstrukturen. Ungünstig können dagegen U-Boot-Ausschnitte oder zarte Tops wirken.

Womit kann man noch Vorzüge hervorheben?

Accessoires: Eine Halskette kann durch ihre Art und Länge den Ausschnitt und das Dekolleté betonen. Wenn auffällige Armbänder beim hängenden Arm ungefähr in Hüfthöhe baumeln, können sie Pluspunkte wie eine schmale Hüfte unterstreichen. Das gilt auch für Taschen, wenn man sie quer über den Oberkörper trägt. Sie lenken den Blick auf die Hüfte, unter den Arm geklemmt hingegen auf den Brustbereich.

Ärmellänge: Ihre Länge und Machart beeinflusst ebenfalls die Wahrnehmung: Enden sie beim T-Shirt in Brusthöhe und betonen so die Oberweite? Oder fließt der Stoff hinunter bis zum Handgelenk und damit wieder in Hüfthöhe? Es ist lohnenswert, beim Anprobieren darauf zu achten.

Schuhe: Sie lenken als Hingucker den Blick auf schöne Beine oder Fußfesseln. Wichtig ist hier, die eigene Fußgesundheit im Blick zu behalten bzw. diese persönlichen Bedürfnisse in Erfahrung zu bringen, wie bereits im Kapitel zu Bewegung geschildert. Das gibt Aufschluss darüber, ob besonders flache Schuhe wie Ballerinas oder Flipflops ebenso wie hohe Absätze die eigene Standfestigkeit und gute Haltung möglicherweise beeinträchtigen.

Hingucker durch Upcycling: Wer ältere und noch immer passende Kleidungsstücke upcyceln, also auffrischen, möchte, kann mit Zierteilen, Stickereien und Aufdrucken interessante Hingucker schaffen.

Die Mitte beim Mann

Männer können sich mit ihrem Wissen um den eigenen Proportions-typ optisch eine neue Körpermitte gestalten. Zum Beispiel durch die Taillierung des Sakkos auf der gewünschten Höhe. Die günstigste Länge der Mäntel lässt sich so ebenfalls leichter wählen. Ebenso können bei Anzügen auch Muster eine geringe Körpergröße aus-gleichen: Die Silhouette erfährt beispielsweise durch streckende Längsstreifen im Anzugmuster sowie durch günstig platzierte Abnäher eine vorteilhafte Formung.

Die eigene Gesichtsform kennen

Wie harmonisch ein Gesicht wirkt, ist neben dem Ausdruck auch eine Frage der Proportionen. Die Position von Augen, Nase, Ohren und Mund bilden bei diesem Aspekt die Vorgabe.

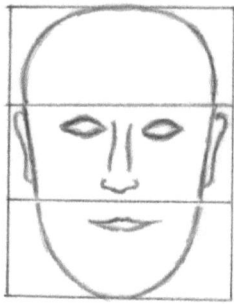

Unterteilt man die Gesichtsfläche in drei gleich breite, quer liegende Rechtecke, dann entsprechen die Positionen wie im obigen Bild dem harmonischen Ideal:

1. Augen, Ohren und Nase liegen gemeinsam im mittleren Rechteck.
2. Im unteren Rechteck befindet sich der Mund.

Um die eigenen Gesichtsproportionen genauer zu bestimmen, kann man eine Frontalaufnahme von sich großkopieren. Auf dieser Kopie umrahmt man das Gesicht mit einem Rechteck vom Haaransatz bis zum Kinn. Dritteln Sie nun dieses Rechteck in drei gleich breite, quer liegende Rechtecke, vergleichbar der Abbildung. Stellen Sie fest, dass Teile Ihres Gesichts vom harmonischen Ideal abweichen? Dann kann man experimentieren, welche optischen Effekte sich anhand der Größe und Form von Brille, anhand des MakeUps oder, als Mann, anhand der Bartform erzielen lassen; und was davon einem selbst gut gefällt.[40]

Noch mehr weiß man, wenn man die eigene Gesichtsform einem Typ zuordnen kann. Dafür reicht ein ausgiebiger Blick in den Spiegel mit den Haaren aus dem Gesicht. Wo ist die breiteste Stelle? Wie breit ist die Stirn? Wie dominant das Kinn? Folgende typische Gesichtsformen kennt man:

Trapezförmiges Gesicht mit schmaler Stirn und ausgeprägtem Kiefer. Hier passen lange Revers oder Ausschnitte und breite, ausgefallene Brillen, die die schmale Schläfenpartie ausgleichen.

Viereckiges Gesicht: Hier passen zartere Brillen und weich fallende, lockere Frisuren, keine streng geometrischen Formen. Ausnahme: Brillen, die für eine Querbetonung sorgen und somit das Viereck der Gesichtsform unterbrechen. Bei Bartträgern sorgt ein Dreitagebart für weichere Formen, ebenso ein Zehntagebart, sofern die Fläche dicht und weich ausfällt. Auch ein Schnurrbart kann für Querbetonung sorgen.

Dreieckiges bzw. herzförmiges Gesicht: Durch die Breite des oberen Gesichtsbereichs sollte man bei Brillen zarte, auch abgerundete oder runde Formen bevorzugen, keinesfalls massive oder grellfarbene. Nach oben geschwungene Brillenrahmen können die dominante Stirn harmonisieren. Hüte passen sehr gut. Bartträgern steht ein Dreitagebart, ein dichter Vollbart oder ein Konturenbart.

---

[40] Ausführliche Tipps gibt es vom Kuratorium Gutes Sehen unter www.sehen.de / Styling.

Rundes Gesicht: Hier sorgen eckige Brillen für mehr Spannung im Gesicht sowie voluminöse Frisuren für Ausgleich. Bartträger erreichen mit Koteletten, einem Konturenbart oder dem sogenannten Henriquatre ein Plus an Kontur.

Ovales Gesicht: Frisuren mit Pony passen sehr gut, ebenso Hüte. Augenoptiker raten bei Brillen zu rechteckigen Formen. Grundsätzlich gilt die ovale Gesichtsform als Ideal und verleiht die größte gestalterische Freiheit.

Und es gibt noch eine Typ-Bestimmung, die hilft, Fehlkäufe zu vermeiden, sich in seiner Kleidung wohler zu fühlen und einen passenden Stil präziser zu bestimmen:

Farbtyp bestimmen

Die vier Farbtypen Frühling, Sommer, Herbst und Winter werden durch die natürlichen Farben der Augen, der Haare und der Gesichtshaut abgeleitet:

- Wie ist Ihre natürliche Haarfarbe?
- Wirken die Schimmer Ihrer Haar- und Hautfarbtöne eher warm oder eher kühl?
- Ihre Brauen, Lider und Lippen: Rufen sie Kontraste hervor oder sind sie farblich eher zurückhaltend?

Welcher Farbtyp Ihnen am nächsten kommt, kann neben Ratgebern in Buchform auch ein Selbsttest im Internet beantworten wie beispielsweise von einer unabhängigen Initiative der Augenoptik.[41]
Wenn man seinen Farbtyp kennt, weiß man, was einem besser steht:

- welche Farben
- welche textilen Strukturen: Grob- oder Feincord, weiches oder Nappaleder, Weich- oder Grobstrick, usw.

---

[41] Ebenfalls auf www.sehen.de / Styling / Brillenfarbe / Selbsttest Farbtyp

- welche Muster
- wie massiv die Accessoires am besten sein sollten: Gürtel, Taschen, …

Typberater empfehlen, für die Einkaufsaktion Farbmuster mit sich zu nehmen. Das kann in Papierform gesammelt in einem Schnellhefter sein oder anhand von Stoffmustern, die auf ein Pappstück geheftet sind.

All das sind gute Hilfsmittel, mit Kleidung und Kleidungsstilen gezielt zu experimentieren. Letzten Endes kommt es vor allem darauf an, wofür man seine Kleidung benötigt, in welchen Stoffen oder Kleidungstypen man sich gerne bewegt und wie man sich darin fühlt: lässig, selbstsicher oder feierlich.

Sich selbst pflegen

Gibt es Spielraum für wohltuende neue Pflegegewohnheiten, an ausgewählten Wochentagen oder bei passenden Gelegenheiten? Zum Beispiel

- das trockene Massagebürsten vor dem Duschen als Anregung für das Lymphsystem:
- das Nassbürsten mit einem Luffaschwamm oder Massagehandschuh auf der benetzten Haut, um Fettpartikel zu entfernen oder die Durchblutung anzuregen;
- Wechselduschen oder eine ausgiebige Kaltdusche, beginnend an Füßen und Armen, bis die Haut kalt ist.[42] Das Wohlgefühl beim Trockenreiben und eine verbesserte Immunstärke ist die Belohnung;
- Güsse und Waschungen nach Sebastian Kneipp wie ein Gesichtsguss mit kaltem Wasser oder ein kaltes Armbad für Unterarme und Ellenbogen.

---

[42] Unsere Haut hat bis zu achtmal mehr Rezeptoren, also Empfangseinrichtungen von Zellen, für Kälte als für Wärme. Deshalb wirkt der Kältereiz so stark.

- das Eincremen mit Körperlotion oder –butter; wenn Sie sich solche Pflegeprodukte gelegentlich als Belohnung für besondere Aufgaben verordnen wie in Kapitel 1 geschildert, macht es noch mehr Freude. Der Duft erinnert mehrmals täglich an den Grund für die Belohnung.
- Pflegerituale wie Peelings oder Fußbad abends während der Lieblings-TV-Serie;[43]
- das Ausprobieren einer neuen fluoridhaltigen Zahnpasta; überprüfen Sie ruhig Ihre Zahnputztechnik. Allgemein ist es gut, zwei Minuten ohne Überdruck nach der KAI-Rüttel-technik zu putzen.[44] Wenn Sie unsicher sind, lassen Sie es sich beim nächsten Zahnarztbesuch nochmals zeigen. Hier kann man Ihnen auch raten, welche Zahnpasten und -bürsten für Ihre Zähne, eventuell freiliegende Zahnhälse und Ihr Zahnfleisch am besten geeignet sind. Selbst wenn Sie bereits eine elektrische Zahnbürste verwenden, ist es gut, richtig handputzen zu können.
- das Reinigen der Zahnzwischenräume mit Zahnseide oder Interdentalbürstchen; wenn es nicht jeden Tag klappt, versuchen Sie es einfach jeden zweiten oder dritten Tag. Zusammen mit gut ausgeführtem Zähneputzen schützt man sich so besser vor Zahnfleischentzündung[45], es ist also eine lohnenswerte Vorsorgemaßnahme. Gepflegte Zähne sehen gut aus und kauen besser. Das bedeutet auch mit Blick auf später womöglich fällig werdenden Zahnersatz gut gespartes Geld.
- nach harten Tagen einige Techniken für die Selbst- oder Partnermassage: Nacken- und Schulterpartie massieren;

---

[43] Bei Venenproblemen oder Neuropathien benötigt man für ein heißes Fußbad zuerst das Echo vom Arzt.

[44] KAI steht für die Reihenfolge Kauflächen – Außen – Innen; mehr zur Technik bei https://www.prodente.de/prophylaxe/einzelansicht/zaehneputzen/richtig-zaehneputzen.html

[45] Eine besonders schwere Form der Zahnfleischentzündung ist die Parodontitis. Sie kann chronische Entzündungen und damit weitere Erkrankungen nach sich ziehen.

Arme, Rücken und Schenkel mit der hohlen Hand durch-
klopfen; sich auf einer Faszienrolle durchrollen. Vieles
davon lässt sich leicht lernen und tut wirklich gut.

Fortschritte feststellen

Beantworten Sie bei der **Wochenrückschau** die folgende Frage:
Haben Sie in der vergangenen Woche ein Pflegeritual getestet?

... in der Woche (W):	W 1	W 2	W 3	W 4
Ich halte noch Ausschau.	☐	☐	☐	☐
Ja, ich hab es einmal getestet.	☐	☐	☐	☐
Ja, ich habe es öfter getestet.	☐	☐	☐	☐
Ja, ich habe es öfter getestet und fühle mich damit gut.	☐	☐	☐	☐

Kapitel 8 – Finanzen

Wenn Sie Gewohnheiten verändern, macht sich das in den Haushaltsfinanzen bemerkbar. Zum Beispiel, wenn Sie mehr Geld für gute Nahrungsmittel oder eine Sportausrüstung aufwenden. Oder Geld einsparen, weil Sie weniger für Snacks oder Süßigkeiten ausgeben. Darum ist es hilfreich, wenn Sie nachvollziehen können, wie die Geldflüsse in Ihrem Haushalt verlaufen. Sie gewinnen mehr Kontrolle. Und so die Grundlage für bessere Planung und mehr finanziellen Spielraum.

Das Haushaltsbuch

Der entscheidende Hebel, um die Geldflüsse im Haushalt zu erkennen, ist das Haushaltsbuch. Mit diesem Instrument erlernt, steuert und kontrolliert man sie. Das hilft auch in Zeiten des Mangels, um kühlen Kopf zu bewahren.

Das große Haushaltsbuch beinhaltet alle planbaren Einnahmen, also Nettoeinkommen, Bezüge usw. Auf einer Extraseite listet man die wiederkehrenden Fixkosten auf: Miete, Wohnnebenkosten, Versicherungen, Internet mit Telefon und TV sowie Zeitungsabonnements. Experten raten, jährlich oder halbjährlich fällige Kosten auf den einzelnen Monat herunter zu rechnen und den monatlichen Fixkosten zuzuordnen. Der restliche Betrag kann in das Budget für die veränderlichen Ausgaben wie zum Beispiel die Lebensmittel fließen.

Es ist einfacher, wenn man dieses große Haushaltsbuch mit Einnahmen und Fixkosten im Computer führt. Denn mit Kalkulationsprogrammen wie Excel oder jenem von OpenOffice können Sie auf einfache Weise Tabellen erstellen, in denen Sie Beträge automatisch addieren. Ebenso können Sie komplette Tabellen leicht fürs Folgejahr kopieren und gegebenenfalls anpassen.

Es bestehen auch Angebote, bei denen man seine Daten im Internet oder in eine APP eingibt. Mögen sie oft kostenlos sein, so bezahlt man hier mit Verbraucherdaten. Hierfür sollte man die jeweiligen Bedingungen beim Datenschutz kennen und wissen, in welchem Land diese Daten gelagert werden. Oder wie der Anbieter seine Technologie mit der Cloud, der Datenwolke, verbindet. Beides hat Folgen für die Datenschutzbestimmungen, die für Ihre Verbraucherdaten geltend sind.

Im **kleinen Haushaltsbuch** halten Sie Ihre veränderlichen Ausgaben fest. Dafür empfehle ich die altmodische Methode, nämlich die Beträge in einem Schulheft oder Notizblock im DIN A5-Format zu notieren. So muss man kein Laptop hochfahren und alle im Haushalt können jederzeit Eintragungen vornehmen. Für dieses kleine Haushaltsbuch sammelt man zusätzlich alle Kassenbons oder Belege. Die Beträge sollte man zügig, spätestens alle paar Tage ins kleine Haushaltsbuch übertragen. Danach heftet man die Bons monatsweise ab und behält sie für ein bis zwei Monate. Falls auf ihnen Gegenstände mit Gewährleistung aufgeführt sind, legt man sie in einem für diesen Zweck gesonderten Ordner ab.

Kategorien für die Haushaltsausgaben

Wichtig ist, dass man die Kategorien bestimmt, die für den eigenen Haushalt zählen. Eine Kategorisierungsmöglichkeit habe ich Ihnen im Anhang aufgelistet. Ansonsten gibt es vorgefertigte Haushaltsbücher wie zum Beispiel von den Sparkassen[46]; hier nutzt man für jede Kategorie eine eigene Spalte für die Eintragungen. Eventuell muss man dafür einzelne Posten auf Belegen herauslösen und gesondert eintragen. Das kann der Fall sein, wenn man im Supermarkt sowohl Lebensmittel als auch Produkte für die Körperpflege, also aus zwei unterschiedlichen Kategorien, besorgt hat. Auch Verbraucherzentralen und der Buchhandel bieten Haushaltsbücher an.

---

[46] Geld und Haushalt, Beratungsdienst der Sparkassen-Finanzgruppe, www.geld-und-haushalt.de

Zusätzlich sollten Sie mindestens einmal im Monat die **Kontoauszüge** sichten. Hier sehen Sie die Abbuchungen von Beträgen, die Sie per EC-Karte oder mit dem Smartphone bezahlt haben. Falls Sie den Beleg nicht bereits in Ihrem kleinen Haushaltsbuch vorliegen haben, müssen Sie das auf der Eingangs- und Ausgabenseite ergänzen.

Nach Monatsende kommt das Ergebnis auf den Tisch. Dann addieren Sie im kleinen Haushaltsbuch für jede Kategorie den gesamten Monatsbetrag. Diese Gesamtbeträge kommen ebenfalls in Ihr großes Haushaltsbuch.

Mit der Zeit gewinnen Sie anhand folgender Fragen Erkenntnisse:

- Wo sind Ausschläge sichtbar?
- Waren Sie viel unterwegs und haben sich häufig einen Imbiss mit Kaffee vom Bäcker geholt? Gerade letzteres zählt zu den typischen „Geldfressern". Die kleinen und mittleren Beträge werden fast immer unterschätzt, so die Erfahrung von Schuldnerberatern.[47]
- War es ein Monat mit vielen Geburtstagen und demzufolge vielen Geschenken?
- Erkennen Sie Ansätze, wo Sie Geld einsparen können, um es für andere Zwecke beiseitezulegen? Dann legen Sie für sich eine Summe fest und prüfen Sie im Folgemonat, wie gut es geklappt hat.
- In welchem Rahmen sind besondere Ausgaben wie für Reisen oder Anschaffungen möglich? Wollen Sie hier auf einem Tagesgeldkonto ansparen?

---

[47] Lea Hampel: „Die Geldfresser überlisten", in: Süddeutsche Zeitung, Wirtschaft, 07.01.2019

Einmal im Jahr sollte man einige Posten vertieft kontrollieren. Möglicherweise gibt es weitere Einsparmöglichkeiten:

- Prüfen Sie einmal im Jahr, welche Ihrer **Versicherungen** Sie wirklich brauchen und ob ein anderer Anbieter ein besseres Preis-/Leistungsverhältnis bietet.
- Bei Ihrer **Kfz-Versicherung** veranschlagen Sie im Voraus, wie viele Kilometer Sie pro Jahr durchschnittlich fahren. Prüfen Sie ca. Anfang November, ob Sie auf diese Anzahl tatsächlich zusteuern. Wenn es nicht der Fall sein wird, bekommen Sie einen Teil des vorab bezahlten Jahresbetrags auf Antrag erstattet.
- Sobald das Thema Bewegung in Ihrem Leben eine größere Rolle spielt, prüfen Sie, ob Ihr **Krankenversicherer** ein Bonus-Programm bietet, das Ihnen Geld spart. Verbrauchermagazine führen hierzu öfter Vergleichstests durch. Das kann die Grundlage für einen Wechsel sein. Streben Sie hier aber grundsätzlich eine Partnerschaft an, bei der Ihnen zwanzig Jahre später mit ein paar Zipperlein mehr ebenfalls gute und bezahlbare Bedingungen geboten werden.
- Auch wenn Preise für Energie stark steigen: Wenn Sie von Ihrer Hausverwaltung die jährliche **Nebenkostenabrechnung** erhalten, machen Sie sich davon eine Kopie und vergleichen Sie die Verbrauchswerte mit jenen aus dem Vorjahr, ebenso die Berechnung. Es kann sich auch ohne bösen Willen ein Fehler einschleichen und es ist fair, nur das zu bezahlen, was man tatsächlich verbraucht.
- Bei **größeren Anschaffungen**: Legen Sie Ihren Bedarf genau fest und prüfen Sie, welches Produkt dem entspricht und welche Qualitätsmerkmale es darüber hinaus aufweist. Kaufen Sie es nicht spontan, sondern nehmen Sie sich dafür die Zeit, die Sie brauchen, denn es bindet Ihr Geld.

Damit wieder zurück zum Themenbereich Nahrungsmittel und Geld.

Häufig meint man, sparsam wirtschaften bedeutet zugleich, dass weniger gesund gekocht wird. Das trifft glücklicherweise keineswegs zu, wie Studienergebnisse später im Kapitel zeigen. Schon allein dadurch, dass man Licht in die Haushaltsfinanzen gebracht hat, hilft man sich, finanzielle Hindernisse anders zu betrachten und leichter beiseite zu schaffen.

Im Kapitel zum Thema Essen habe ich Ihnen bereits den Speiseplan samt Einkaufsliste empfohlen. Damit verhindern Sie,

- Lebensmittel zu kaufen, die Sie nicht brauchen und am Ende womöglich wegwerfen.
- Lebensmittel zu kaufen, die Ihnen nicht gut tun, weil sie stark verarbeitet und darum teurer sind.
- Lebensmittel zu kaufen, die Sie wegen der Großpackung im Sonderangebot im Übermaß essen und dieses Mal Sie selbst, drastisch formuliert, zum Mülleimer machen. Eine britische Studie hat tatsächlich bestätigt, dass Schnäppchenjäger am dicksten sind.[48]

Dem allen baut der Speiseplan mit Einkaufsliste vor. Was ist noch wichtig beim Umgang mit Lebensmittelvorräten?

Das Mindesthaltbarkeitsdatum

Zuweilen wirft man Lebensmittel weg, weil das Mindesthaltbarkeitsdatum überschritten ist oder man sich in der Menge verplant hat. Man verschwendet damit Lebensmittel, Geld und den gesamten Aufwand, damit diese Lebensmittel letztendlich im eigenen Kühlschrank landen. Und das Wegwerfen kann voreilig sein. Denn mit dem Mindesthaltbarkeitsdatum gibt der Hersteller nur eine Garantie für die Qualität des Produkts ab. Es besagt nichts über die momentane Beschaffenheit. Öffnen Sie also die Ware, nehmen Sie sie in

---

[48] „Geiz ist geil" in Ärztezeitung, 02.04.2019

Augenschein, riechen Sie daran und nehmen Sie im Zweifel noch eine Geschmacksprobe. Dann haben Sie Gewissheit.

Das Verbrauchsdatum

Anders als mit dem Mindesthaltbarkeitsdatum verhält es sich mit dem Verbrauchsdatum. Man kennt es von frischem Fleisch oder Fisch. Es stellt ein klares Stoppschild dar, um eine Gesundheitsschädigung zu verhindern: Bis zu dieser Frist sollte man das Lebensmittel unbedingt verzehren.

Essen nach Saison

Mit saisonalen Lebensmitteln gewinnt man besseren Geschmack zum fairen Preis. Denn mit Obst oder Gemüse nach Saison ist die Wahrscheinlichkeit hoch, dass dieses aus der Region kommt. Aufgrund der kürzeren Transportwege und dem verringerten Lagerungsaufwand dürfte der Preis vergleichsweise günstig ausfallen. Der bessere Geschmack ist darin begründet, dass Lebensmittel aus der Region hier vollständig ausreifen. So können sie alle Nährstoffe ausbilden und schmecken daher intensiver.[49]

Lebensmittel lagern

Mit der richtigen Lagerung von Lebensmitteln bleiben sie länger haltbar und schmackhaft.

Im **Kühlschrank** lagert man loses Gemüse im Gemüsefach. Dort behält es seine Frische und sein Aroma am längsten. Tomaten hingegen lagert man in einem Gemüsekorb außerhalb des Kühlschranks. Ebenso gehören Äpfel in einen Obstkorb, den man besser mit einer Serviette abdeckt. Grund ist das austretende Reifegas Ethylen, das bei Äpfeln und Tomaten in hoher Konzentration vorkommt.

---

[49] Das Bundeszentrum für Ernährung stellt im Internet einen Saisonkalender bereit, via www.bzfe.de.

Ohne Tuch oder Serviette würden sonst direkt benachbarte Früchte schneller faulen. Auch Südfrüchte wie Mangos oder Bananen lagert man außerhalb des Kühlschranks in einer eigenen Obstschale.

Direkt über dem Gemüsefach, auf der untersten Ablage, und meist auch an der Rückwand, befinden sich die kältesten Bereiche. Sie sind gut für Fisch, Fleisch und Wurst geeignet. Die mittleren Fächer taugen für Milchprodukte und Käse, das oberste wiederum für länger haltbare Lebensmittel und verpackte Essensreste. Ein weiterer Vorteil an solch einer geordneten Lagerung ist, dass Sie viel leichter den Überblick über Ihren Vorrat wahren. Das gelingt noch besser, wenn Sie nach dem Prinzip „Zuerst rein – zuerst raus" einräumen: Das, was zuerst gekauft worden ist, sollte man zuerst verwenden. Die neu gekauften Lebensmittel räumt man also hinten ein.

Ein vergleichbares Ordnen lohnt sich auch für Ihre **Kühltruhe**. Wer oft in großen Mengen kocht und einfriert, gewinnt mit einer Liste, auf der Sie Eingänge mit Datum und Mengenangabe notieren und beim Entnehmen einfach durchstreichen. Dieses Vorgehen hilft auch bei der wöchentlichen Speiseplanung oder bei überraschenden Änderungen. Was muss man noch beim Umgang mit Tiefkühlkost beachten?

- Tiefkühlkost muss man bei einer **Mindesttemperatur** von -18° C lagern, was zum Teil auch im Gefrierfach des Kühlschranks geht. Aber bei Letzterem ist das selten über mehrere Monate hinweg möglich. Klarheit gewinnt man mit Hilfe der Gebrauchsanleitung.
- Im Idealfall lagert man die Tiefkühlware schon beim Kaufen in einer mitgebrachten **Kühltasche**.
- Wählen Sie für das Tiefkühlen Ihrer eigenen Gerichte grundsätzlich verschließbare **Plastikboxen** oder **Gefrierbeutel** mit ausreichender Stärke. Saugen Sie vor dem Verschließen die Luft heraus, um Gefrierbrand zu vermeiden.

- Auch für das **Auftauen** gilt es einiges zu beachten: So sollte man Fleisch grundsätzlich im Kühlschrank auftauen, um zu verhindern, dass sich Mikroben ausbreiten und der Geschmack leidet. Bei vielem anderen sind die Packungsanweisungen entscheidend, damit der Nährwert nicht verloren geht.

Einwecken und einkochen

Mittlerweile ist es verbreitet, sich selbstgemachte Marmelade, Sirup oder Chutneys in schönen Gläsern zu schenken, einfach, weil es im Gegensatz zur Industrieware etwas Besonderes ist. Aber das soll nicht darüber hinweg täuschen, dass die Fähigkeit, solche Vorräte zu schaffen, Zeit, Geld und Kraft sparen kann. Und möglicherweise als Hobby auch Vergnügen bereitet. Vielleicht ist das einen Test wert.

Darüber hinaus gibt es Besitzer von Obstbäumen, die es aus vielerlei Gründen nicht jedes Jahr schaffen, ihre Früchte selbst vollständig zu ernten und zu verarbeiten. Falls Sie an diesem Hobby also Gefallen finden, können Sie sich umhören und eine gute Abmachung für beide Seiten treffen.[50]

- Ist gesund gleich teuer? -

Selbst wer gesund kocht, kann davon überzeugt sein, es aus Kostengründen nicht zu tun. Diese Fehleinschätzung hat eine Schweizer Studie von 2013 offenbart.[51] Darin untersuchten Forscher verbreitete Ernährungsmuster und die Kosten, die dabei aufgewendet werden müssen. Für diesen Zweck bildeten sie typische Speisepläne mit

---

[50] Eine Plattform im Internet namens mundraub.org zeigt eine Karte an, wo man in seiner Umgebung welche Früchte ernten kann. Auch einen Erntekalender steht als PDF zum Download bereit.
[51] Thomas Brunner und Luca Casetti: „Gesund und günstig" in: „Der Kult um unser Essen", hg. von Michael Furger, Zürich, 2015

den dazugehörigen Warenkörben. Drei Warenkörbe standen zum Vergleich: einer für gesunde Ernährungsweise sowie ein zweiter für gesunde Ernährung mit teilweise verarbeiteten Lebensmitteln, beispielsweise fertige Pastasauce aus dem Glas. Ein dritter Warenkorb stand für eine ungesunde Ernährung mit häufig eingesetzten verarbeiteten Lebensmitteln. Es stellte sich heraus, dass jene, die viel Geld aufwandten, felsenfest davon überzeugt waren, sich gesund zu ernähren. Tatsächlich war das aber eher nicht der Fall. Gesunde Ernährung fand vielmehr in jenen Haushalten statt, in denen man mit begrenztem Haushaltsbudget viel selbst kocht, dies oft für eine Familie. Kurioserweise entschuldigten genau diese Befragten sich, weil ihr Essen wegen der knappen Mittel nicht ganz so gesund sei. Ein überzeugendes Beispiel, dass man sich nicht von knappen Geldmitteln entmutigen lassen sollte. Vielmehr sollte man sein Wissen um Ernährung und seine Kochkenntnisse fortlaufend vergrößern. Das sind bedeutende Verstärker für eine gesunde und preisbewusste Ernährung, wie die Studie zusätzlich gezeigt hat. Zu ähnlichen Ergebnissen kommen auch die Macher der Ernährungsstudie 2017 der Techniker Krankenkasse.[52]

All diese Punkte betreffen Ihre Ausgaben. Schön, wenn man hier mehr Kontrolle erreicht hat. Was könnte man als nächstes tun, um größeren finanziellen Spielraum zu entdecken? Ein Weg wäre, „Spielraum" wörtlich zu nehmen und sich Raum und Übersicht zu verschaffen, mit Aufräumen, Verschenken und Verkaufen.

Verkaufen

Mehr Raum und Übersicht verschafft man sich dadurch, dass man Dinge verkauft oder verschenkt, die man nicht mehr braucht oder will. Seien es Kleidungsstücke, Taschen, Bücher, CDs und DVDs oder mögliche Sammelobjekte wie besonderes Geschirr oder die geerbte Briefmarkensammlung. Sollte man das Gefühl haben, dass

---

[52] A.a.O., S. 20

man etwas von größerem Wert besitzt, lohnt es sich, das Gutachten eines unabhängigen Sachverständigen einzuholen, beispielsweise über ein Auktionshaus aus der passenden Sparte. Wer Spaß daran hat, auf Flohmärkte zu gehen und dort zu verkaufen, kann mit dem Rest sein Glück versuchen. Der weitaus größere Teil des Geschäfts mit Gebrauchtwaren wird aber im Internet auf einschlägigen Plattformen getätigt. Das dürfte also vielversprechender sein.

Wenn Sie Schmuck nicht mehr tragen, informieren Sie sich im Wirtschaftsteil einer Tageszeitung unter der Rubrik Rohstoffe über den aktuellen Gold- und Silberpreis. So machen Sie beim **Goldankäufer** den besten Schnitt. Natürlich können Sie ihn auch weiter verschenken an jene, die damit eine schöne Erinnerung verbinden.

Möglicherweise findet man selbst oder Angehörige Gefallen am **Upcycling** – also: ältere Sachen mit einem frischen Design zu erneuern. Anwendungsobjekte sind Schmuck, Taschen, Kleider oder Möbel. Dann können Ratgeberliteratur oder ein Kurs helfen, um es bestmöglich anzugehen.

Finanzwissen aufbauen

Wenn man einige Zeit ein Haushaltsbuch geführt hat, erwirbt man ein besseres Gespür für Finanzplanung. Darauf kann man aufbauen, indem man gelegentlich ein Verbrauchermagazin oder ein Buch zu Finanzthemen durcharbeitet. Das hilft zu klären, wie man bei besserer Kassenlage tatsächlich mit Geld umgehen kann. Bei allem sollte im Vordergrund stehen, dass ein Vergleich mit anderen nicht angebracht ist. Vielmehr sollte das persönliche Maß und die eigenen Bedürfnisse die Richtschnur bilden.[53] Darüber hinaus hilft es zu reden: mit der Familie[54], mit Freunden, mit Neffen und Nichten, die

---

[53] Grün, Anselm, Kohrs, Thomas: Ethisch Geld anlegen, Münsterschwarzach, 2008
[54] Ebenso kann man in der Schule der Kinder auch eine Einführung zur Budgetplanung anregen wie z.b. von der „Stiftung Deutschland im Plus".

beim Börsenplanspiel in der Schule mitmachen, mit Kollegen und Vereinsmitgliedern.[55]

Mehr verdienen

Wie hoch Lohn oder Gehalt ist, hängt von mehreren Faktoren ab:

- von der Branche
- von der Unternehmensgröße
- von der Region
- vom Fachbereich im Betrieb
- von der Position
- ob man Personalverantwortung trägt

Wenn man all dies berücksichtigt, kann man Lohn oder Gehalt halbwegs solide vergleichen, zum Beispiel auf einschlägigen Gehaltsrechnern im Internet.

Wo liegt man bei diesem Vergleich? Möchte man etwas verändern? Will man einfach ein besseres Gehalt, eine andere Position und bedarf es dafür einer Weiterbildung? Oder muss man grundsätzlich überlegen, ob man überhaupt am beruflich richtigen Platz ist?

Forscher in der Lernpsychologie haben sich in den letzten Jahren genauer damit befasst, wie man Begabungen - auch: Anlagen - zuverlässiger testen kann. Und wie man Begabungen von Interessen unterscheidet. Das ist für jeden wichtig zu wissen, denn mit seinen Begabungen erzielt man am leichtesten Erfolge und gewinnt so

---

[55] Wenn dann tatsächlich Geld zum Anlegen da ist und man Beratung braucht, könnte man die Beratung bei einem unabhängigen Finanzberater erwägen; dies aber besser nur auf Honorarbasis. Sonst ist die unabhängige Beratung erschwert, weil mit Provisionen andere Interessen als die Ihren ins Spiel kommen. Nie sollte man etwas eilig entscheiden müssen.

mehr Zufriedenheit im Leben. Also lohnt es sich, Bescheid zu wissen; immer, selbst in fortgeschrittenen Jahren.[56]

Das ist der richtige Zeitpunkt, um sich auch im beruflichen und finanziellen Bereich seine Ressourcen bewusst zu machen. Zum Beispiel anhand der Fragen:

- Was ist Ihnen schon in der Schule gut gelungen?
- Was während der Ausbildung? Welche guten Rückmeldungen haben Sie bekommen?
- Was waren Ihre Erfolge im Arbeitsleben?
- Wo sehen Sie selbst Ihre Stärken?
- Welches Branchenwissen haben Sie sich erarbeitet?
- Welche Fähigkeiten haben Sie sich erworben, zum Beispiel im Verkauf, bei der Kundenbetreuung oder zu technischen Fragen? Bei welchen Gelegenheiten gelingt es besonders gut? Könnten Sie das durch eine Weiterbildung ausbauen?
- Wo entsteht durch Ihren Einsatz eine besondere Verbesserung oder Entlastung?

Fangen Sie die Liste einfach an und prüfen Sie sie ein paar Tage später erneut. Manchmal braucht die Erinnerung ein wenig.

Überblick an Möglichkeiten verschaffen

Verschaffen Sie sich einen Überblick zu den Möglichkeiten. Besorgen Sie sich Informationen von den Fachverbänden in Ihrer Branche. Horchen Sie nach den Wegen und Erfahrungen der Menschen aus Ihrem Zielbereich.

---

[56] Der Lernpsychologe Aljoscha Neubauer stellt Tests auf seiner Homepage aljoscha-neubauer.com sowie in seinen Ratgebern bereit.

Weiterbildung

Es ist eine gewisse Herausforderung, für einen konkreten Weiterbildungswunsch zu verhandeln. Mit Ihrer Ressourcen-Liste und Ihren Beobachtungen haben Sie eine erste Grundlage. Es kann aber Gründe geben, dass man zuvor mehr über Verhandlungstechniken wissen will, zum Beispiel in einem Seminar bei einem Bildungsträger. Die Kosten dafür lassen sich bei der Einkommenssteuererklärung absetzen.

Gehaltsverhandlung

Der Impuls für eine Gehaltserhöhung muss von Ihnen kommen. Von sich aus sprechen Vorgesetzte das Thema selten an. Der Fall liegt natürlich anders, wenn Sie im Beamtenverhältnis arbeiten. Auch bei Gehaltsverhandlungen helfen die Ressourcen-Liste und die aktuellen Beobachtungen. Bei der Verhandlung muss man den Nutzen, den man im Dienst des Unternehmens in den vergangenen Monaten erreicht hat, deutlich benennen. Man sollte vorher wissen, wie viel man erreichen will und ob man anteilsweise mit Ersatzvorteilen wie etwa einem Tankgutschein oder Dienstfahrrad einverstanden wäre.

Jobwechsel: Sich finden lassen

Vielleicht sind Sie bereits mit Business-Netzwerken im Internet vertraut. In gewissem Rahmen kann man sie kostenlos nutzen, wird dann allerdings im Internet sichtbar. Falls Sie Gefallen daran finden, bauen Sie sich auch dort ein Netzwerk auf, treten Sie passenden Gruppen bei und folgen Sie den Neuigkeiten. Auf diesen Plattformen sind viele Personalverantwortliche unterwegs, die über Suchwörter nach neuen Mitarbeitern Ausschau halten oder offene Stellen ausschreiben. Einzelne Plattformen zeigen halbwegs bis sehr gut passende Stellenangebote über ein automatisiertes Rechenverfahren, den Algorithmus, an.

Zusatzjobs

Möglicherweise üben Sie neben Ihren Verpflichtungen oder Ihrem Hauptberuf einen Zusatzjob aus. Zusatzjobs müssen sich gut im Alltag integrieren lassen, nicht den Hauptberuf gefährden und so gut wie möglich bezahlt sein. All das schränkt die Möglichkeiten für Veränderungen sehr ein. Die einzige Stellschraube, die sich hier bietet, ist, dass ein Zusatzjob Sie näher an ihr weiteres berufliches Ziel bringen kann und Sie sich auf diesem Weg vernetzen. Zum Beispiel, indem Sie mit dem neuen Zusatzjob in Ihrer Wunschbranche landen und man Sie als Mitarbeiter kennen lernt. Das ist ein Weg um zwei Ecken, aber es ist einer.

All dies sind Denkanstöße, um Ihre Einnahmeseite zu verbessern und so auch an dieser Stelle gut für sich zu sorgen. Ihre persönliche Goleman-Ampel wird Ihnen sagen, welcher Weg für Sie derzeit am besten passt. Ich wünsche Ihnen bei allem viel Erfolg!

Anhang

Nahrungsgruppen

Wie sollten wir einzelne Nahrungsgruppen in unserem Speiseplan am besten berücksichtigen? Hierbei hilft der folgende Überblick, der sich nicht nur, aber hauptsächlich an den Empfehlungen der Deutschen Gesellschaft für Ernährung (DGE) orientiert.

Die DGE führt in ihrem Ernährungskreis sieben Lebensmittelgruppen auf. Aus ihnen lässt sich eine vollwertige Ernährung mit allen notwendigen Nährstoffen gestalten. Wichtig ist, auf Vielfalt zu achten und innerhalb der einzelnen Gruppen immer wieder Neues zu probieren. Das beugt einseitiger Ernährung vor.
Die Lebensmittelgruppen der DGE lauten:

1. Getreide, Getreideprodukte und Kartoffeln

2. Gemüse, Salat

3. Obst

Diese ersten drei Gruppen bilden als pflanzliche Lebensmittel die Grundlage einer vollwertigen Ernährung. Dank ihnen versorgen wir uns mit Ballaststoffen und sekundären Pflanzenstoffen, mit Kohlehydraten, Vitaminen und Mineralstoffen. Ballaststoffe, das sind die unverdaulichen Bestandteile pflanzlicher Lebensmittel. Sie unterstützen die Darmfunktion. Zudem geben sie diesen ersten drei Nahrungsgruppen Masse. Sie wirken in unserem Körper nicht als Energiezufuhr, sprich: als Kalorie. Neben Ballaststoffen weisen Obst und Gemüse auch einen hohen Wassergehalt auf. Damit sättigen sie uns gut. Das dritte Plus von Ballaststoffen ist, dass sie einen stabilen Blutzuckerspiegel unterstützen.

In Sachen Getreide werden vor allem Vollkornprodukte empfohlen, weil sie ebenfalls gut und zudem lange sättigen und Zivilisationskrankheiten vorbeugen helfen. Das liegt daran, dass sich die wertgebenden Inhaltsstoffe vor allem in den Rand-schichten des Getreidekorns befinden.

Die zwei Lebensmittelgruppen Gemüse und Obst sollten den größten Teil unserer Nahrung ausmachen. Warum? Weil mit ihnen Farbe, Vielfalt und ein optimales Zusammenspiel der Inhaltsstoffe entsteht. Auch Hülsenfrüchte sowie Nüsse, Öl-saaten und Trockenfrüchte fallen hierunter.

Obst und Gemüse enthalten sekundäre Pflanzenstoffe, mit denen die Pflanze sich schützt. Man kennt sie auch als „bio-aktive Substanzen". Verspeist wirken sie im menschlichen Organismus weiter: Hier schützen sie nun Substanzen, die für unsere Gesundheit wichtig sind, und aktivieren Enzyme. Wer gelegentlich zu Tiefkühlgemüse greift, sollte die natur-belassenen Produkte ohne Zusätze wie Rahm oder Saucen bevorzugen.

4. Milch und Milchprodukte, Käse

In dieser Lebensmittelgruppe sollen wir täglich zugreifen und uns mit gut verfügbarem Protein, Vitamin B_2 und Kalzium versorgen. Auch hier ist Vielfalt geboten: neben Milch, Joghurt, Quark auch Kefir, Buttermilch, Hüttenkäse und weite-res. Wobei fettärmere Varianten die bessere Wahl sind, da besonders fett- bzw. sahnehaltige Milchprodukte auch viele gesättigte Fettsäuren enthalten. Dazu mehr unter der sechsten Gruppe, Öle und Fette.

5. Fleisch, Wurst, Fisch und Eier

Die Gruppen vier und fünf umfassen tierische Lebensmittel, die am besten als kleinere Portionen den täglichen Speiseplan ergänzen. Sie liefern uns hochwertige Proteine, Vitamine und Mineralstoffe. Nur sie versorgen uns in nennenswerten Mengen mit Vitamin B_{12}.

Fleisch sollte nur ein- oder zwei Mal pro Woche auf dem Speiseplan stehen. Es enthält gut verfügbares Eisen sowie Selen und Zink. Besonders rotes Fleisch, also vom Rind, Schwein, Schaf oder von der Ziege, birgt bei übermäßigem Verzehr gesundheitliche Risiken in sich. Wurst enthält gesättigte Fettsäuren. Hier kann man durch Auswahl und Menge diese kritischen Anteile steuern, also beispielsweise: seltener Salami, öfter Kochschinken. Auch hierzu mehr im Abschnitt „Öle und Fette".

Ebenso wie Fleisch wird auch Fisch ein bis zwei Mal pro Woche empfohlen. Wir versorgen uns so mit Jod – wie bei Seefischen – und mit langkettigen, mehrfach ungesättigten Omega-3-Fettsäuren. Diese befinden sich in den Seefischen Lachs, Makrele und Hering und in Süßwasserfischen wie Forelle und Karpfen.

Ein Ei enthält biologisch hochwertiges Protein und andere notwendige Nährstoffe wie fettlösliche Vitamine. Doch ist das Eigelb auch reich an Fett und Cholesterin. Es wird nicht grundsätzlich von einem mehrmaligen Verzehr pro Woche abgeraten. Aber man sollte sich selbst beobachten und die in der Arztpraxis ermittelten Blutwerte im Blick behalten.

6. Öle und Fette

Bei ihren Empfehlungen hebt die DGE vor allem pflanzliche Öle mit wertvollen ungesättigten Fettsäuren und fettlösliche Vitamine wie das Vitamin E vor. Fettsäuren machen die Hauptbausteine von Fett aus, die enthaltenen Vitamine hingegen zählen als Fettbegleitstoffe. Die für uns guten pflanzlichen Öle sind Rapsöl, Olivenöl sowie Walnuss-, Lein- und Sojaöl. Die Vorteile von Rapsöl finden sich auch im Streichfett auf dieser Basis wieder. Ungesättigte Fettsäuren wirken sich positiv auf den Cholesterinspiegel, die Gefäße und den Blutdruck aus. Sie sind zu 79 Prozent als Ölsäure in Olivenöl enthalten, zu 53

Prozent als Linolensäure in Leinöl, zu 21 Prozent Linolsäure gemeinsam mit zehn Prozent Linolensäure in Rapsöl; letzteres ist laut Max-Rubner-Institut ein besonders günstiges Verhältnis.[57]

Deutlich weniger empfehlenswert sind gesättigte Fettsäuren. Diese befinden sich vor allem in Kokosfett, Palmöl und Palmkernöl. Auch in Fetten tierischen Ursprungs ist dieser Anteil in der Regel höher, wie beispielsweise in Butter. Sie gilt deswegen den guten Streichfetten auf Pflanzenbasis als unterlegen.

Deutlich wird vor versteckten Fetten gewarnt, wie sie in verarbeiteten Lebensmitteln wie Wurst, Gebäck, Süßwaren, Salzgebäck, Fertigprodukten und Fastfood enthalten sind. Dabei handelt es sich um gesättigte Fettsäuren sowie um Transfettsäuren aus Pflanzenöl, auch gehärtetes Fett genannt. Wir nehmen davon entschieden zu viel zu uns. Sie treiben die Fettwerte, vor allem das LDL-Cholesterin, in die Höhe und damit auch das Risiko für Schlaganfall und Herzinfarkt. Wer hier umsteuert, profitiert enorm für seine Gesundheit.

7. Getränke

Getränke sollten mit ein bis zwei Litern mengenmäßig die größte Gruppe ergeben.

So in Kürze die offiziellen Empfehlungen für eine vollwertige und abwechslungsreiche Ernährung.

Es gibt Diätformen, die einzelne Inhaltsstoffe wie Kohlehydrate oder Fette weitgehendst ausklammern oder, umgekehrt, als gesund in den Vordergrund stellen. Diese kurzfristigen Ernährungsprogramme führen fast immer zu Gewichtsverlust. Doch auf Dauer funktionieren nur bessere Ernährungsgewohnheiten. Eine taugliche

---

[57] Max Rubner-Institut: Die Big Five der Lebensmittel, Karlsruhe, 2016

Gewichtung auf wissenschaftlicher Grundlage findet sich auf der Internetplattform gesundheitsinformation.de.[58]

Nährwerttabelle

Die Nährwerttabelle auf der Produktverpackung hilft, kritische Inhaltsstoffe vor dem Kauf zu prüfen. Hier stehen die Pflichtangaben zum Lebensmittel, meist bezogen auf 100 Gramm. Die Lebensmittelhersteller müssen dafür ihre Produkte von unabhängigen Labors prüfen lassen. Hier finden Sie die Angaben

- zu Energie, also Kilojoule und die gebräuchlicheren Kilokalorien;
- zu Fett plus dem Anteil an gesättigten Fettsäuren;
- zu Kohlehydraten plus dem Anteil an enthaltenem Zucker;
- zu Eiweiß und
- zu Salz.

Was sich meistens nicht auf der Nährwerttabelle findet, ist der Gehalt an zugesetztem Zucker. Wenn der hoch ist, kann aus einem Nahrungsmittel nahezu ein Suchtmittel werden; zumindest wird dasselbe Belohnungssystem in unserem Gehirn aktiviert. Leider ist es noch so, dass man mit einem Fertigmüsli und Fruchtjoghurt am Morgen durch den zugesetzten Zucker schon die doppelte Menge von dem aufnimmt, was die Weltgesundheitsorganisation

---

[58] Autor ist das Institut für Qualität und Wirtschaftlichkeit im Gesundheitswesen (IQWiG). Im Auftrag des Bundes klärt es seit einigen Jahren die Öffentlichkeit zu Gesundheitsfragen auf. Der Leser findet Informationen zu den bestehenden Behandlungsoptionen, daneben viele Hinweise zum Forschungsstand und zu den geltenden Leitlinien, die für Ärzte bei der Behandlung ihrer Patienten maßgeblich sind. Das IQWiG also antwortet auf die Frage nach einseitigen Diättrends und verweist auf Experten, die zu einer persönlich angepassten Ernährungsumstellung raten.

empfiehlt[59]. Das ist kaum gesund. Bei den Pflichtangaben taucht zugesetzter Zucker meist versteckt auf. Manche dieser Zusätze wie Sirup, Honig, Agavendicksaft oder Birnensaftkonzentrat sind gut als Süßungsmittel erkennbar. Bei anderen signalisiert es die Endung wie -ose, -dextrin oder -extrakt. Manchmal ist es auch der Farbstoff, welcher süßt.

Jenseits der Pflichtangaben steht es den Lebensmittelherstellern frei, Angaben zu gesundheitlich günstigen Inhaltsstoffen zu machen, wie zu ungesättigten Fettsäuren, Ballaststoffen oder Vitaminen und Mineralstoffen. Für die letzten beiden ist das allerdings nur erlaubt, wenn ihr Anteil mindestens 15 Prozent des Tagesbedarfs ausmacht.[60]

Die Angaben zur Portion könnte man bei Gelegenheit zuhause testen: Kommen sie einer reellen Menge nahe, so, wie Sie sie verwenden würden? Und wie sieht es im Vergleich zu den empfohlenen Portionsgrößen aus?

Portionsgrößen

Möglicherweise ist es so, dass man die Menge schon beim Kochen regelmäßig zu hoch ansetzt. Dann hat man sich bereits an zu große Portionen gewöhnt. Um die richtige Menge an Essen einzuüben, helfen ein paar Orientierungswerte für den **täglichen Bedarf eines Erwachsenen**:

Getreide
- 3 Portionen **Brot** (jeweils eine Scheibe zu ca. 70-100 Gramm) oder **Getreideflocken** (ca. 70 Gramm).

---

[59] Die WHO empfiehlt einen Zuckeranteil von maximal zehn Prozent der täglichen Energiezufuhr, also rund 50 Gramm (bei 2.000 Kalorien täglich). Siehe www.who.int / nutrition / publications / guidelines
[60] Deutsche Diabetes-Hilfe, diabetesde.org / Nährwerttabelle verstehen

- 1 Portion **Kartoffeln** (150-200 Gramm roh); **Nudeln als Hauptgericht** (ca. 100 Gramm ungekocht); **Nudeln als Beilage** (ca. 50 Gramm ungekocht); **Reis** (50-80 Gramm ungekocht)

Gemüse und Salat
- 3 Portionen (zusammen ca. 400 Gramm gegart oder als Rohkost) oder 2 Portionen und zusätzlich 1 Portion **Hülsenfrüchte** (50-70 Gramm roh).

Obst
- 2 Portionen (jeweils ein mittelgroßes Stück zu ca. 125 Gramm oder eine halbe Tasse **Dosenfrüchte** oder eine Vierteltasse **Trockenobst** oder **Nüsse**). Bei frischem Obst sollte man, wenn möglich, die Schale mitessen.

Milchprodukte
- 200 bis 300 Gramm **Milch** oder **Milchprodukte**
- 1-2 Scheiben **Käse** (zusammen 50-60 Gramm)

Öle und Fette
- 10 bis 15 Gramm **Öl** (ca. 1-2 EL)
- 15 bis 30 Gramm **Margarine** oder **Butter** (ca. 2-3 EL)
Hier entspricht 1 Esslöffel ca. 10 Gramm.

Weitere Orientierungswerte für den **Wochenverbrauch** lauten:
- 1-3 **Eier**
- 1 Portion **Fisch** (ca. 150 Gramm)
- 1-2 Portionen fettarmes **Fleisch** (jeweils ca. 200 Gramm) oder 1-3 Portionen **Wurst** (jeweils 1-3 Scheiben)

Kategorien des Haushaltsbuchs

Als Kategorien für alle Kosten bieten sich an:

- Kosten fürs Wohnen, sowohl Fixkosten (Miete, Strom etc.) als auch veränderliche Kosten (Wohnausstattung, Reparatur etc.)
- Kosten für die Hauswirtschaft (Reinigungsmittel, Geräte, Kosten für Chemische Reinigung oder Reparatur, Kosten fürs Haustier)
- Kosten für Lebensmittel, inklusive Besuche von Cafés und Restaurants
- Kosten für Körper- und Gesundheitspflege (Pflegemittel, Medikamente, Arzt-, Apotheken- oder Krankenhausgebühren)
- Kosten für Verkehr, sowohl Fixkosten wie Kfz-Versicherung und Steuer als auch veränderliche Kosten wie Tickets für den öffentlichen Verkehr, Tanken, Reparaturen von Kfz, Fahrrad etc.
- Kosten für Bildung, sowohl Fixkosten wie Zeitungsabos oder Nachhilfe als auch veränderliche Kosten wie Büromaterial, Kursgebühren etc.
- Kosten für Freizeit (Sport, Hobbies wie Garten, Sauna, Eintrittsgelder, Taschengeld, Geschenke, Ausflüge, Reisen)
- Kosten für Versicherungen (Kranken-, Zusatz-, Invaliditäts-, Rentenversicherungen etc.)
- Kosten für Geldverkehr und Verbindlichkeiten

Mit Zielen umgehen

Ihre Ziele können Sie dabei unterstützen, missliebige Gewohnheiten zu ändern. Welche Ziele könnten für Sie eine solche Rolle spielen? Welche Bedeutung messen Sie ihnen bei und wie erreichen Sie sie am besten? Hier mein Vorschlag:

1. Beschreiben Sie Ihre Ziele.
Tun Sie das so präzise wie möglich, zum Beispiel: In drei Monaten zwei Kilo abnehmen und dafür Trinkgewohnheiten umstellen. Oder: In drei Monaten fit genug sein, um endlich Judo zu lernen. Verwenden Sie für jedes Ziel ein Blatt Papier und beschreiben Sie die dafür nötigen Bedingungen wie

- die wöchentliche **Zeit**, die Sie dafür aufwenden sollten;
- die **räumlichen Bedingungen** zuhause;
- die nötige **Kooperation Ihres Umfelds** wie Familie oder Partner;
- ein **Okay vom Arzt, Physiotherapeut oder Trainer** etc.;
- ein ausreichendes **finanzielles Budget**, das andere Pflichten nicht belastet;
- Benennen Sie auch die nötigen **Zwischenziele** wie: Sie wollen ausreichend Fitness für Ihren Start mit Judo und nennen den Zeitpunkt, an dem Sie den Status dafür prüfen wollen.

All diese Bedingungen haben Einfluss darauf, wie realistisch Sie Ihr Ziel umsetzen können und wie Sie Ihren Monat planen.

2. Zielkonflikte erkennen
Falls Sie nicht nur ein, sondern mehrere Ziele formuliert haben, sollten Sie diese abgleichen. Damit bekommen Sie einen klareren Blick und verhindern Blockaden und Frust.

Breiten Sie diese Papiere auf dem Boden aus und prüfen Sie, wo Zielkonflikte liegen könnten. Zielkonflikt bedeutet: Sie haben sich zwei Ziele gesetzt, wobei die Erfüllung des einen die gleichzeitige Erfüllung des anderen Ziels ausschließt. Ein Beispiel wäre, dass Sie sich eine Alpenwanderung wünschen. Gleichzeitig steht auch ein Strandurlaub mit Partner oder Familie im Raum.

Zu diesem Zeitpunkt geht es noch nicht darum, sich von einem Ziel zu verabschieden, sondern nur darum, Zielkonflikte zu erkennen und weiter realistisch mit Ihren Zielen umzugehen.

3. Ziele nach Wichtigkeit ordnen
Wie sehr wollen Sie einzelne Ziele wirklich erreichen? Was motiviert Sie besonders, was würde Freude bereiten? Wenn Sie Zielkonflikte und schwierige Bedingungen erkannt haben: Bei welchen Zielen bekommen Sie am ehesten eine weitreichende Änderung hin, weswegen sie praktischerweise früh angepackt werden könnten? Welches Ziel wäre zum Warmlaufen geeignet? Nutzen Sie diese Fragen, um Ihre Ziele zu ordnen.

4. Anzahl der Ziele eingrenzen
Nun, nachdem alles geordnet ist, ist der Zeitpunkt gekommen, zu entscheiden, mit welchem Ziel Sie sich jetzt konkret befassen. Es ist besser, erst mal nur mit einem zu beginnen. Man kann die gewonnenen Erfahrungen so leichter auf die nächsten Projekte übertragen. Die weiteren Ziele kann man sich in einem halben Jahr erneut ansehen. Oder womöglich früher, dann, wenn Sie das erste Ziel erreicht haben.

5. Zielumsetzung planen
Die umfangreichen Vorbereitungen aus Schritt eins, der Zielbeschreibung, helfen Ihnen, die nötigen Schritte in Ihrem Kalender zu planen. Planen Sie zunächst nur einen Monat durch. Dieses deshalb, weil Sie möglicherweise mit mehr Erfahrung die nachfolgende Monatsplanung abwandeln wollen. Dann können Sie die frischen Erkenntnisse nutzen. Entwerfen Sie eine monatliche Grobplanung und starten Sie mit jeder Woche eine Feinplanung. Damit wird Ihre Planung realistischer: Sie können äußere

Umstände wie Wetter sowie berufliche oder familiäre Verpflichtungen besser berücksichtigen. Zugleich können Sie Impulse für Unternehmungen in der Gruppe leichter einbringen oder aufnehmen. Sie sind dann immer noch flexibel genug, ohne dass Sie die Erreichung Ihres Ziels gefährden.

6. Gruppen- bzw. Familienziele
Es macht absolut Sinn, gemeinsam mit seiner Familie Ziele zu verfolgen. Gerade wenn es um gemeinsames Essen, um Alltagsgetränke oder um Bewegungsaktionen geht, bleibt einem ja auch nichts anderes übrig. Man braucht eine gemeinsame Grundlage.

Andererseits, wenn man ein paar Veränderungen erst mal für sich alleine übt, kann man den Verlauf realistischer einschätzen. Davon profitiert später auch die Familie – sofern man es einfach vormacht und erklärt, ohne Druck auszuüben. Sie sind zufriedener und haben als Vorbild mehr Gewicht.

Das Wichtigste zum Schluss

Wenn man sich so gründlich mit seinen Zielen befasst, soll eine Frage nicht unerwähnt sein: Haben Sie auch mal Ihre Lebensziele niedergeschrieben? Der Vorteil, wenn man sie festgehalten hat, ist, dass man sie leichter überprüfen kann. Ob sie wirklich passen. Oder ob es sich besser anfühlt, wenn man eine Vorstellung über Bord wirft, weil sie vielleicht doch zu sehr mit Klischees behaftet war. Kann passieren.

Vor allem kann man solch eine Übersicht jedes Jahr hervor holen und auf dieser Grundlage die neuen Jahresziele festschreiben. Bei all dem wünsche ich Ihnen zahlreiche Glückspunkte, gute Entscheidungen und jede Menge Ressourcen.

Literaturverzeichnis

Altmann, Susanne und Grassl, Johann: Trink dich vital und gesund, Wien, 2014

Bleier, Bianka und Schilling, Birgit: Besser einfach - einfach besser. Das Haushalts-Survival-Buch, Wuppertal, 2006[8]

Fritzsche, Bernardo: Religiöses Fasten. Gesundheit für Leib und Seele. Düsseldorf, 2008

Heimsoeth, Antje: Sportmentaltraining, Stuttgart, 2015

Katz, David L.: Schluss mit Ernährungstrends, Mosaik-Verlag, München, 2016

Dr. Müller-Wohlfahrt, Hans-Wilhelm: Mensch, beweg Dich! So stärken Sie Ihr Bindegewebe. München, 2001[2]

Schenkel, Susan: Mut zum Erfolg. Warum Frauen blockiert sind und was sie dagegen tun können. Campus-Verlag, Frankfurt, 1986
Nur noch im Antiquariat erhältlich

Schober, Claudia, Ilse, Kevin: Outfit. Stylingformeln für Sie. Wien, 2011

Prof. Wahrburg, Ursel und Dr. Egert, Sarah: Richtig einkaufen: Kalorien & Energiedichte. Trias, Stuttgart, 2014

Prof. Wahrburg, Ursel und Dr. Egert, Sarah: Richtig einkaufen: Fette & Öle. Trias-Verlag, Stuttgart, 2014

Wiener, Sarah: Zukunftsmenü. Was ist unser Essen wert? Goldmann-Verlag, München, 2017

Medizinwissen von A-Z, hg. von Andreae et.al. Trias-Verlag, Stuttgart, 2008

Gesundheit heute, hg. von Dr. med. Schäffler, Arne. Trias-Verlag, Stuttgart, 2014[3]

Internetseiten:

Gesundheitsinformationen des Instituts für Qualität und Wirtschaftlichkeit im Gesundheitswesen (IQWiG), www.gesundheitsinformation.de

Max Rubner Institut, www.mri.bund.de

Deutsche Gesellschaft für Ernährung, www.dge.de

„Was hab ich?" Gemeinnützige GmbH, washabich.de

Verbraucherzentrale, www.lebensmittelklarheit.de